Das Geheimnis der Lebensenergie

C(

campus concret
Band 18

Inge Hofmann, Dr. rer. nat., ist Autorin zahlreicher Gesundheitsratgeber und Expertin auf den Gebieten der angewandten Immunologie und Alternsforschung

Roland Prinzinger ist Professor für vegetative Physiologie an der Universität Frankfurt. Seine Arbeiten zur Theorie der maximalen Stoffwechselrate haben international Anerkennung gefunden. 1996 erschien bei Campus sein Grundlagenwerk *Das Geheimnis des Alterns.*

Außer *Roland Prinzinger* haben *Ellen Mostafawy* und *H. Grommet* die Abbildungen gezeichnet.

Dr. Inge Hofmann
Prof. Dr. Roland Prinzinger

Das Geheimnis der Lebensenergie

Wie wir länger jung und gesund bleiben

Campus Verlag
Frankfurt/New York

Das Werk wurde nach den Regeln der neuen Rechtschreibung, wie sie von der Kultusministerkonferenz verabschiedet wurden, verfasst.

Die Deutsche Bibliothek – CIP-Einheitsaufnahme

Hofmann, Inge:
Das Geheimnis der Lebensenergie : wie wir länger jung und gesund bleiben / Inge Hofmann ; Roland Prinzinger. – Frankfurt/Main ; New York : Campus Verlag, 1997
(Campus concret ; Bd. 18)
ISBN 3-593-35809-3

Umschlaggestaltung: Guido Klütsch, Köln
Umschlagmotiv: © Bavaria Bildagentur/TIB
Satz: Fotosatz L. Huhn, Maintal-Bischofsheim
Druck und Bindung: Friedrich Pustet, Regensburg
Gedruckt auf säurefreiem und chlorfrei gebleichtem Papier
Printed in Germany

Inhalt

1
Wie tickt die Lebensuhr?

Wieder jung werden 9
Jugend zum Nulltarif 10
Die schockierende Wahrheit über das Altern 11
Werden die Menschen immer älter? 15
Die Lebenserwartung steigt, nicht das Lebensalter! . 17
Altersrekorde und Lebenselixiere 19
Krokodile und Schildkröten – ein Hauch von
Unsterblichkeit 22

2
Lebensdauer und Lebensenergie

Energie als Taktgeber 24
Die Lebensuhr tickt in Kalorien 30
Winzlinge sterben früher 33
Ist Faulheit das Geheimnis? 35
Leben bis die Batterie leer ist 39
Der Preis der Männlichkeit 41

3
Das Geheimnis des Alterns

In der richtigen Einheit messen 45
Leistung bestimmt die Lebensdauer 46
Alle Lebewesen werden gleich alt 47
Alternstheorien und die Stoffwechseltheorie 48
Jungbrunnen Energiesparen 50

4
Wer Energie spart, lebt länger

Kostbares Gut: Die Batterie des Lebens! 53
Voraussetzungen für ein hohes Lebensalter 54
Im richtigen Drehzahlbereich leben 56
Kleines Energiesparprogramm für die Organe . . . 64
Sport – Jungbrunnen oder Mord? 72
So verlängern Sie direkt Ihr Leben 77

5
Risikofaktoren, die Jahre kosten

Verheizen Sie Ihr Leben nicht! 87
Denkfallen im Kopf 88
Schlechte Gewohnheiten 92
Stress, Ehrgeiz und der Marathonlauf durchs Leben 96
Mittelmeerbewohner als Vorbild? 101
Mutig die eigene Batterie schonen 104
Intensiv leben, eine bewusste Entscheidung! 105

6
Verjüngungsmittel und ihr Nutzen

Der Schock: Alterserscheinungen am Körper 109
Schönheitsoperationen – Jugend durch das Skalpell 111
Kosmetika als Faltenkiller 113
Verjüngungsmittel aus Küche und Apotheke 118
Geriatrika und andere Wundermittel 124
Frischzellenkuren – Vitalität aus totem Gewebe . . 127
Kann man Jugend kaufen? 128

7
Lange jung – das ist möglich

Alternsforschung – Forschung fürs Leben 131
Alterskrankheiten – ist die Lebensuhr schon
abgelaufen? 134
Intensiv gelebt – krank im Alter? 149
Immunsystem als Verschleißanzeiger? 151
Regelmäßig zur Inspektion! 153
Nachbessern und reparieren – aber mit System! . . 155

8
Der programmierte Tod

Zellen teilen sich nicht ewig 165
Gibt es ewiges Leben? 169
Unsterblichkeit von Zellen ist möglich, aber unnötig . 170
Jung sterben, aber so spät wie möglich! 172
Ewiges Leben behindert den Fortschritt 174

Der Mensch, ein Einwegprodukt mit Verfallsdatum   . 175
Unsterblich sind nur die Gene 176

9
Anhang

Literaturempfehlungen zu den Themen des Buches . 178
Glossar 180
Persönlicher Test: Wie tickt Ihre Lebensuhr? 184
Ganz einfach: Lange leben und gesund bleiben –
   Neun goldene Regeln, die Lebensjahre wert sind . . 192

1
Wie tickt die Lebensuhr?

Wieder jung werden

Es geschah am Rande eines türkisblauen Schwimmbeckens in einem vornehmen Haus und es ging ganz schnell: Meryl Streep öffnete eine funkelnde Glasamphore und trank den geheimnisvollen Inhalt. Sogleich vollzog sich mit ihr in atemberaubender Geschwindigkeit eine geradezu unglaubliche Veränderung: Die Haut glättete sich, Gesichts- und Halsfalten verschwanden, Bauch, Busen und Po strafften sich, Vitalität und Energie durchströmten den ganzen Körper. Die Rückreise in die Jugend war perfekt geglückt. Doch was der Schauspielerin widerfuhr, ist nur eine gelungene Szene aus dem Film *Der Tod steht ihr gut*.

Von einer solchen Verjüngungskur träumen viele Menschen und suchen sie in den oft sehr werbewirksam angepriesenen »Verjüngungspillen«. Die Vision, die Lebensuhr einfach zurückdrehen zu können, erscheint faszinierend – und ist eine Illusion. Was aber für jeden sofort möglich und erschwinglich ist: Die Lebensuhr langsamer ticken zu lassen.

In den folgenden Kapiteln erfahren Sie alles darüber, wie Sie Ihren Stoffwechsel wieder auf jung programmieren können bzw. jung erhalten können. In jedem Menschen schlägt eine biologische Uhr, die – unabhängig von jeder technischen Uhr – das wahre Alter anzeigt. Diese Uhr können wir zwar nicht direkt ablesen, doch jeder Mensch spürt ihren Gang: Das langsame Schwinden von Kraft, Energie und jugendlichem Schwung sind untrügliche Anzeichen dafür, dass die Zeiger erbarmungslos fortschreiten. Doch hier können Sie eingreifen und das Tempo ihrer Lebensuhr neu einstellen – und damit Jugend und Vitalität gewinnen!

Jugend zum Nulltarif

Wenn zwei Menschen den gleichen Geburtstag, z.B. den 50. Geburtstag, feiern, so heißt das noch lange nicht, dass sie gleich alt sind. Lediglich ihre kalendarischen Lebensspannen sind identisch. In der Tat kann der eine biologisch gesehen sehr viel jünger sein als der andere. Altern heißt, Lebensenergie zu verbrauchen. Alles, was wir und unser Körper tun, kostet und verbraucht eine gewisse Menge an Energie. Dieser »Sprit des Lebens« wird nur einmal und in begrenztem Umfang bei der Geburt für den Lebensweg zur Verfügung gestellt. Wer ihn rasch verbraucht, altert schneller als jemand, der dosiert damit umgeht. Je weiter der Tank leer gefahren ist, desto »verbrauchter« ist ein Mensch, egal wie alt er laut Geburtsurkunde ist. Und genau darin liegt das Geheimnis für Jugend: Fahren Sie Ihren Tank an Lebenssprit einfach nicht so schnell leer! Gehen Sie dosiert mit diesem Fluid des Lebens um. Und dazu brauchen Sie keine teuren Pillen und Pülverchen; es reicht aus, den Lebensstil auf ein *Energiesparprogramm* umzustellen. Energiesparende Lebensweisen sind einfach und billig. Nach einiger Zeit läuft die biologische Uhr automatisch langsamer, Sie bleiben dadurch länger jung und vital und gewinnen überdies Lebensjahre.

Da die Art, durchs Leben zu gehen, eine ganz persönliche Entscheidung ist, bestimmt letztlich jeder Mensch selbst über den Gang seiner Lebensuhr. Es ist tatsächlich möglich, durch eine entsprechende Lebensweise den eigenen Alterungsprozess zu bremsen und hinauszuzögern. In dem Maße, in dem Sie den Takt Ihrer biologischen Uhr verlangsamen, werden Sie sich nicht nur jünger fühlen und auch so aussehen, Sie gewinnen gleichzeitig ein Plus an Gesundheit und Fitness. Wird der Körper nämlich nicht im Dauerlauf durchs Leben gehetzt, so dankt er dies zusätzlich mit einer erhöhten Widerstandskraft und Resistenz gegenüber Krankheiten. Ein behutsamer Umgang mit den eigenen Reserven ist der beste und von Natur aus in jeden Menschen einprogrammierte Jungbrunnen. Nutzen Sie also Ihren natürlichen Jungbrunnen!

Die schockierende Wahrheit über das Altern

Menschen träumen seit jeher davon, möglichst lange zu leben. Kam es früher in erster Linie auf einen hohen Geburtstag an, so hat heute zusätzlich der optische Aspekt eine große Bedeutung. Altern soll keine äußerlich sichtbaren Spuren hinterlassen.

Im Mittelalter waren Stierhoden, Gold oder Mumienhaut beliebte Verjüngungsingredienzien, ohne dass sich dafür wissenschaftliche Beweise gefunden hätten. Mittlerweile sind die Vorschläge fundierter. Die moderne Biologie der letzten 20 Jahre drang immer tiefer in die Geheimnisse des Organismus ein und hat schon viele Rätsel des Stoffwechsels entschlüsselt. Man weiß heute, welche Veränderungen beim Altern im Körper ablaufen und möchte diese blockieren oder gar ausbremsen; daher auch das im Grundsatz richtige Konzept, den Körper innerlich auf jung zu programmieren, um so die Lebensuhr anzuhalten oder gar zurückzudrehen. Die Empfehlungen wechseln: Lange standen Vitamine und Mineralien aller Art auf Platz eins der Hitliste der Jungmacher aus der Apotheke. Sie werden nun zunehmend durch die »Jungbrunnen zweiter Generation« verdrängt, nämlich Substanzen, die sehr viel tiefer in die Bau- und Betriebsvorgänge des Körpers eingreifen: Hormone und Botenstoffe, wie z.B. Melatonin, Wachstumshormon, Dehydroepiandrosteron oder Enzyme. Im Gegensatz zu den frei verkäuflichen Vitaminen und Mineralien sind Hormone in Deutschland rezeptpflichtig und werden daher nicht so häufig geschluckt wie etwa in Amerika, wo man Hormonpillen bereits in Supermärkten bekommt.

Doch keinem Forscher ist es bisher gelungen, den »Schalter« für ewige Jugend im Körper zu finden. Auch kennt man keinen Weg, das Zählwerk des Lebens anzuhalten und das Altern zu stoppen oder gar die Lebensuhr zurückzudrehen.

Doch wie Sie in den folgenden Kapiteln sehen werden, funktioniert die menschliche Lebensuhr auch nicht nach dem Prinzip des Ein- und Ausschaltens. Einmal bei der Geburt in Gang gesetzt, tickt sie unerbittlich und kann nicht gestoppt werden. Ihr Tempo kann jedoch in gewissem Umfang beeinflusst werden. Den Schlüssel hierzu trägt jeder Mensch in den Tiefen seines Stoffwechsels. Jeder Mensch kann also selbst bestimmen, wie schnell die eigene Lebensuhr abläuft. Und hierzu sind nicht unbedingt Pillen und Pülverchen erforderlich. Doch die wenigsten wissen um dieses Geheimnis.

Jeder Mensch bestimmt sein eigenes Alter(n)

Die Versuchung ist groß, sich möglichst viele Lebensjahre nur durch das Einnehmen eines entsprechenden Präparats kaufen zu wollen. Doch die Lebensuhr tickt nicht nach Vitaminen und Mineralien oder Hormonen und Enzymen, auch nicht nach Tagen oder Stunden. Nach neuesten Erkenntnissen verläuft das Leben in Energieeinheiten: Energieeinheiten, das sind gewissermaßen die Briketts, die verheizt werden müssen, um alle Betriebsvorgänge im Körper wie z.b. den Abbau von Nahrung, den Aufbau neuer Zellen, die Weiterleitung einer Schmerzempfindung ablaufen zu lassen. Die Summe aller Prozesse, die einen Menschen »lebendig« sein lassen, nennt man Stoffwechsel. Ohne Energie, die den Stoffwechsel als Motor aller Lebensvorgänge antreibt, kann kein Organismus existieren. Diese Energie ist geradezu das Lebenselixier.

Stoffwechsel – Motor des Lebens

Wie ein Automotor die Energie des Kraftstoffs in Bewegung umwandelt, so setzt der Körper die ihm zugeführten Stoffe um: in Substanzen, die er zur eigenen Erhaltung braucht, und in Energie, die er zum »Betrieb« braucht. Dieser Stoffwechsel ist die Antriebskraft des Lebens. Wie der technische Motor hat auch dieser »Lebensmotor« entsprechend seiner Auslastung nur eine mehr oder weniger lange »Haltbarkeit«.

Jedem Lebewesen steht von Geburt an der gleiche Vorrat an Energie pro Körpermasseneinheit zur Verfügung. Je schneller diese Briketts des Lebens verfeuert werden, je »heller« also die innere Stoffwechselflamme brennt, desto kürzer ist die tatsächliche Lebenserwartung. Vereinfacht ausgedrückt bedeutet dies: Menschen, die immer in Aktion und Bewegung sind, »verbrauchen« ihren Lebensvorrat rascher als solche, die ihr Dasein mit mehr innerer und äußerer Ruhe und Ausgeglichenheit angehen. Wer seine Energien verschwendet, stirbt früher.

Und genau darin liegt das Geheimnis: Die individuelle Lebensweise entscheidet über alt werden und gesund bleiben, nicht irgendein geheimnisvoller oder teurer Jungbrunnen. In jedem Organismus schlummert das Potential für Leben und Gesundheit. Krankheit, vorzeitiges Altern oder vorzeitiger Tod sind im genetischen Programm eines Menschen nicht vorgesehene Fehlentwicklungen, die meist durch die eigene Lebensführung und die Einflüsse der Zivilisation, manchmal auch durch einen Unfall verursacht sind. Jeder Mensch hat also die Macht, seinen eigenen Alterungsprozess zu steuern.

Dieses Geheimnis des Alterns mag angesichts der fieberhaften Suche nach der Jugendpille ernüchternd erscheinen. Doch es birgt ein großes Versprechen: Sie selbst entscheiden über Ihren persönlichen Alterungsprozess und werden dadurch unabhängig von dem gegenwärtigen Angebot an Verjüngungsmitteln.

Gesundheit als Nebenwirkung

In den folgenden Kapiteln erhalten Sie das nötige Wissen für einen sparsamen Umgang mit Ihrer Energie und ein möglichst langes Leben. Sie werden erfahren, wie Sie Ihre Stoffwechselbriketts dosiert in das »Feuer« des Lebens geben können und wie Sie Energieverschwendung im Körper bekämpfen. Und Sie werden erkennen: Lange leben ist ein einfacher und höchst erfreulicher Prozess, der keine großen Anstrengungen erforderlich macht und auch nicht schiefgehen kann. Einzige Nebenwirkung einer solchen Lebensweise: gute Gesundheit. Wer mit seiner Lebensenergie vernünftig umgeht, der belastet auch seinen Körper nicht so stark und dieser wiederum dankt die behutsame Behandlung mit Wohlbefinden. Allein dafür zahlen sich ein gewisses Umdenken und der bewusste Gang durchs Leben schon aus; denn ohne Gesundheit ist ein langes Leben eher eine Quälerei statt ein Genuss.

Sind nun sämtliche Vorschläge der Forscher für Verjüngungsmittel wie Vitamine oder Hormone falsch? Ganz bestimmt nicht. Wie die späteren Kapitel zeigen, wirken all diese Mittel so, dass sie entweder das innere Feuer dämpfen (und damit energiebewahrend sind) oder die Folgen einer zu hohen Stoffwechselaktivität abmildern. Letztlich sind solche Produkte aber immer eine Nachbesserung von Mangelzuständen im Körper, die entweder genetisch bedingt sind oder durch eine energieverschwendende, die Bedürfnisse des eigenen Körpers wenig respektierende Lebensführung hervorgerufen wurden. Der moderne Alltag in Beruf und Freizeit ist vielfach zu einem energie- und kräfteverschleißenden Marathon durchs Leben geworden, der die biologischen Systeme eines Organismus auf das Äußerste belastet. Kein Wunder, dass gerade jetzt Ratschläge für Gesundheit und ein langes Leben mehr denn je zu einem Thema in der Öffentlichkeit geworden sind.

Biologische Abläufe – gnadenlose Präzision

Bevor Illusionen über die eigene Unsterblichkeit aufkommen, eines vorweg: Unsterblichkeit oder ewiges Leben werden nicht erreichbar sein. Alle Lebenszeit ist biologisch auf ein Maximum hin programmiert; jedem Lebewesen steht bis zum Tod eine maximale Energiemenge zur Verfügung, die es schneller oder langsamer verbrauchen kann. Danach ist das Leben unweigerlich zu Ende. Dies ist eine biologische Tatsache. Sie muss ebenso akzeptiert werden wie beispielsweise die Beobachtung, dass ein Baby nach neun Monaten den Mutterleib verlässt, ein Mädchen mit durchschnittlich 12 Jahren die erste Periode bekommt oder ein Junge mit etwa 15 Jahren in den Stimmbruch gerät. Einmal in Gang gesetzt, laufen biologische Prozesse sehr präzise und gnadenlos ab; der Mensch ist dagegen weitgehend machtlos. Die Natur kennt bestenfalls eine Notbremse (z.b. Fehlgeburt bei genetischer Schädigung der Frucht), aber keine Stoppsignale. Das gilt auch für das Ablaufen des Lebens und dessen Ende. Bloß ist hier das Akzeptieren besonders schwer, weil Tod letztlich gleichbedeutend mit Verlust ist. Und doch ist er eine natürliche Etappe des Lebenswegs, wenn auch die letzte. Es macht also wenig Sinn, sein Leben in der Hoffnung auf einen jemals zu entdeckenden Jungbrunnen zu leben. Nach diesem Jungbrunnen sucht die Menschheit nämlich schon seit Jahrtausenden vergeblich! Was wir jedoch erreichen können ist, die eigene Spanne des Daseins im Bewusstsein dieser Begrenztheit mit Leben anzufüllen und zu genießen. Ohne die Illusion einer »Fristverlängerung« der Lebenszeit durch Pillen wird man seine Tage bewusster und sinnvoller verbringen als mit einer solchen Möglichkeit im Hintergrund.

Werden die Menschen immer älter?

Auf den ersten Blick sieht es heute so aus, als würden die Menschen im Laufe der Evolution immer älter werden. Noch nie gab es so viele alte Menschen wie heutzutage. Die Zahl der 100-Jährigen steigt ständig. Gab es 1938 nur ganze drei Menschen in Deutschland, die auf 100 Lebensjahre zurückblicken konnten, so waren es 1967 schon knapp 300 Menschen, die älter als 100 Jahre waren, und heute sind es bereits über 4 000. Das sind statistisch gesehen 44,5 Personen pro 1 Million Bürger. In Japan sind es nur 25 von 1 Million. Deutschland ist, was das höchste Lebensalter angeht, also Spitzenreiter. In den USA gab es 1972 mindestens 7 000 100-Jährige.

Offensichtlich hängt das maximale *durchschnittliche* Lebensalter stark von den Lebensbedingungen des Wohnlandes ab. Die *höchste Lebenserwartung* haben die Japaner. Sie liegt (im Mittel) für Männer und Frauen bei inzwischen (1993) 79 Lebensjahren. Japaner liegen auch in der Rangliste der Reichen, bezogen auf das Pro-Kopf-Einkommen, mit 31 450 Dollar pro Jahr ganz vorne, weltweit auf Platz 3 (nach der Schweiz und Luxemburg). Die zweithöchste *durchschnittliche* Lebenserwartung der Welt findet man in Deutschland mit rund 76 Jahren. Die Deutschen stehen beim Pro-Kopf-Einkommen an 9. Stelle (23 360 Dollar pro Jahr). Die niedrigste durchschnittliche Lebenserwartung findet man in Guinea/Bissau mit 39 Lebensjahren. Es steht beim Pro-Kopf-Einkommen auch beinahe am Schluss der Liste (knapp 80 Dollar pro Jahr).

Zweifellos geht die gesteigerte Lebenserwartung vor allem in den reichen Ländern auf die Fortschritte in der Medizin und Hygiene zurück. Krankheiten, die früher ein Todesurteil bedeuteten, wie z.B. eine Blinddarmentzündung, ein schwerer Knochenbruch oder die meisten Infektionskrankheiten, sind heute kein Problem mehr. Erstaunlich nur: Die Menschheit ist nicht gesünder geworden. Im Gegenteil: Noch nie gab es so viele chronisch Kranke wie heute. Während die akuten Leiden weitgehend besiegt zu sein scheinen, gehören Krankheiten wie Krebs, multiple Sklerose, Autoimmunleiden, Vergiftungen mit Umweltchemikalien oder Allergien in jeder Form zu den Volkskrankheiten unserer Zeit. So ist zwar die Lebensspanne größer geworden, nicht aber die Gesundheitsspanne.

Die Lebenserwartung steigt, nicht das Lebensalter!

Wird die Menschheit also immer älter? Sind wir auf dem Weg zum ewigen Leben? Tatsächlich ist nur die Lebenserwartung gestiegen, nicht das Höchstalter. Die mittlere Lebenserwartung gibt an, wie lange die Mitglieder einer Bevölkerungsgruppe *im Durchschnitt* leben. Sie wird stark von äußeren Einflüssen wie Ernährung, medizinischer Versorgung und Hygiene beeinflusst. In den Entwicklungsländern, in denen mangelnde Hygiene, Unterernährung und ein ständiger Mangel an Notfallmedikamenten vorherrschen, werden die Menschen nicht so alt wie in den Industrienationen, in denen die medizinische Versorgung und das Nahrungsangebot auf einem hohen Niveau sind.

Anders dagegen das biologisch mögliche Höchstalter. Es ist genetisch bedingt und unabhängig von äußeren Faktoren. Es gibt an, wie alt ein Lebewesen maximal werden kann.

Der Mensch kann 120 Jahre alt werden!

Das biologisch mögliche Maximalalter ist trotz modernster Forschung eine schwierig anzugebende Größe. Autorenabhängig liegt es in einer Spanne von 110 bis 125 Jahren. An diesem Wert dürfte sich seit Jahrtausenden nichts geändert haben. Er ist auch durch menschliche Aktivitäten nicht beeinflussbar. Es erscheint also wenig glaubwürdig, wenn Forscher Lebensspannen von 200 bis 300 Jahren versprechen. Das biologisch mögliche Höchstalter ist nach den heutigen Erkenntnissen eine nicht zu beeinflussende Größe. Wie bei jedem biologischen Parameter gibt es hier auch einzelne Ausnahmen (siehe Unterkapitel »Viele Lebensjahre ...« auf Seite 19)

Einfluss nehmen kann man dagegen auf die durchschnittliche Lebenserwartung, also die Lebensspanne, die die Menschen unter normalen Lebensbedingungen im Mittel tatsächlich erreichen können. Diese hat sich im Laufe der Menschheitsgeschichte dras-

Abbildung 1:
Überlebensrate von jeweils 100 000 weißen US-Amerikanern in aufeinanderfolgenden Zeiträumen

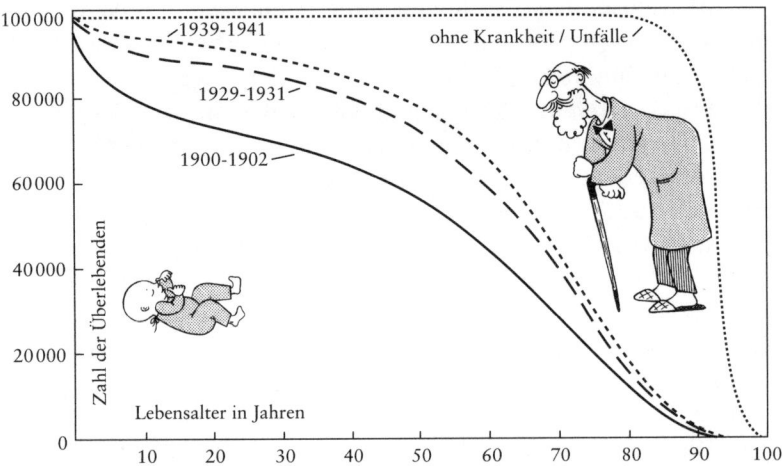

Mit verbesserten Lebensbedingungen nimmt die Zahl der älteren Menschen zu, das erreichbare durchschnittliche Maximalalter liegt unverändert bei knapp 90 Jahren. Die oberste, theoretische Kurve ergäbe sich, wenn nur Funktionsverluste, nicht Krankheiten und Unfälle, die Todesursache wären. Sie gibt also das – genetisch festgelegte – biologische Höchstalter an, das jenseits von 100 Lebensjahren liegt.

tisch erhöht. Bessere Nahrungsversorgung und Hygiene, nachlassender bis völlig fehlender Feinddruck, geringere Unfallzahlen, Fortschritte in der Notfallmedizin etc. haben dazu geführt, dass immer *mehr* Menschen ein hohes Alter erreichen konnten. Genau genommen sind die Menschen also nicht immer älter geworden, es haben nur immer mehr Menschen ein hohes Alter erreicht. Die durchschnittliche Lebenserwartung ist also gestiegen.

Anders ausgedrückt: Es werden zwar heute (in Deutschland) sehr viel mehr Menschen als früher 80 Jahre alt, ihre Chancen, noch wesentlich älter zu werden, haben sich seit acht Jahrzehnten jedoch kaum verbessert.

Altersrekorde und Lebenselixiere

In einer Zeit, in der die Forscher versuchen, die Grenzen des Lebens auszuloten und zu überschreiten, sind auch Langlebigkeitsrekorde recht populär. Die über hundertjährigen Superoldies gehören heute regelrecht zur Prominenz und erscheinen auf den Titelseiten von Magazinen ebenso wie die schönen Fotomodelle. Doch das war zu allen Zeiten schon so. Wer es geschafft hat, an die Grenzen des menschlichen Daseins vorzustoßen, den umgibt immer eine gewisse Aura des Geheimnisvollen und Außergewöhnlichen.

Viele Lebensjahre ...

Der wohl älteste Altersrekord stammt aus der Bibel: Methusalem soll als vorsintflutlicher Urvater das geradezu sagenhafte Alter von 969 Jahren erreicht haben, woraus das sprichwörtliche „so alt wie Methusalem» resultiert. Sicher darf man diese Zahlenangabe nicht wörtlich nehmen. Die Bibel spricht in Gleichnissen und Bildern, und so soll diese Altersangabe wohl eher die herausragende Bedeutung des Stammesvaters der Menschen dokumentieren. Dies trifft wohl auch auf Abraham zu, der immerhin noch ein Alter von 175 Jahren erreicht haben soll. Moses dagegen wurde nur noch 120 Jahre alt, bis er das Zeitliche segnen musste. Und dem 90. Psalm zufolge währt unser Leben 70 Jahre.

Auch heute ist es schwer, genau anzugeben, welches der älteste Mensch auf der Erde ist. Wer mogelt nicht gerne bezüglich seines Geburtsdatums, wenn es darum geht, interessant und berühmt zu werden? Jede Zeitung oder Zeitschrift hat den Ehrgeiz, die älteste Person ausfindig gemacht zu haben. Im Folgenden sind einige dieser publizierten Rekordalter zusammengestellt.

Nach dem *Guinnessbuch der Rekorde* soll der älteste im Jahre 1993 lebende Mensch die US-Bürgerin Carrie White gewesen sein, die in Palatka in Florida lebte. Sie wurde am

18. November 1874 geboren. 75 Jahre ihres Lebens verbrachte sie in einer psychiatrischen Klinik. 1984 siedelte Frau White in ein Altersheim in Palatka um.

Als ältester Mann, der bis zum Jahre 1993 gelebt haben soll, galt John Evens aus Wales. Er starb am 10. Juni 1990 in Swansea (England). Der frühere Bergmann wurde im August 1877 geboren und war fest davon überzeugt, dass er sein langes Leben einer gesunden Lebensweise verdanke. Er habe nie geraucht, nicht getrunken, nicht gespielt und nicht geflucht. Jeden Morgen habe er ein Glas heißes Wasser mit etwas Honig getrunken.

Ebenfalls 1993 wurde in den Zeitungen aber auch eine Armenierin präsentiert, die am 28.09.1990 120 Jahre alt geworden war. Diese Frau sei noch rüstig und versorge ihren eigenen Haushalt zusammen mit Enkeln und Urenkeln.

Am 31.08.1990 soll in der argentinischen Provinzhauptstadt Viedma der nachprüfbar am 24.05.1866 geborene Armando Frid im Alter von demnach 124 Jahren und drei Monaten sanft entschlafen sein. Er führte sein langes Erdendasein auf harte Feldarbeit und den regelmäßigen Genuss eines großen Steaks und das Trinken des von Gauchos bevorzugten bitteren Tees zurück.

Der älteste Japaner war im Jahr 1992 107 Jahre und 10 Monate alt. Er sei noch voll rüstig gewesen. Die älteste Japanerin erreichte im selben Jahr 113 Jahre und 7 Monate.

Der angeblich älteste lebende Chinese soll seinen 146. Geburtstag gefeiert haben. Herr Gong Leifa sei bei guter Gesundheit, trinke jeden Tag etwas Reiswein und rauche Zigaretten.

Die ältesten Bundesbürger waren 1989 die Berlinerin Minna Splitgerber (am 07. Juli 109 Jahre) und Herr Wilhelm Gazioch (am 20. April 107 Jahre).

In den USA sind im Laufe der Jahre verschiedene Werte aufgetaucht, die Altersrekorde dokumentieren sollen. 1971 soll Herr Sylvester Slave Magee im Alter von 130 Jahren gestorben sein. Er wurde am 29.05.1841 auf einer Plantage in North Carolina geboren und arbeitete dort als Sklave. Über 135-jährig wurde angeblich Charly Smith (1979). Er soll am 04. Juli 1844 in Liberia geboren worden sein, von wo aus er 1854 als Sklave in die USA verbracht wurde. Er rauchte gelegentlich und trank auch gerne mal einen Whisky. Mr. Smith überlebte drei Frauen und wurde noch als 135-Jähriger erfolgreich operiert. Doch die berühmteste Hochbetagte lebt in Frankreich. Am 21. Februar 1997 feierte die Französin Jeanne Calment dort ihren 122. Geburtstag – und das bei guter Gesundheit. Während viele alte, aber bedeutend jüngere Menschen meist nur noch ein Schatten ihres früheren Selbst sind, ist die zierliche Französin noch recht vital, verfügt über kräftigen Appetit, schläft gut und verträgt Temperatur- und Wetterschwankungen bestens. Mit 90 fuhr sie noch Fahrrad und mit 110 machte sie täglich Gymnastik, um gelenkig zu bleiben. Auch ihr Gedächtnis ist verblüffend; sie kann sich an viele Details aus ihrer Vergangenheit erinnern und überrascht heute noch so manch jüngeren Menschen mit ihrer Schlagfertigkeit. Eine originelle Episode aus ihrem Leben: Im Alter von 90 Jahren (1965) verkaufte sie ihre Wohnung auf der Basis einer Leibrente. Der neue Besitzer, ein Notar, mußte ihr dafür 30 Jahre lang monatlich 2 500 Francs (rund 800 Mark) bezahlen. Der Notar ist mittlerweile gestorben. Für die Forscher ist dieses außergewöhnlich lange Leben ein Rätsel, für die Hochbetagte dagegen ist die Erklärung einfach:»Der liebe Gott muss mich vergessen haben.« Die langlebige Frau ist inzwischen zu einer Berühmtheit geworden und wird häufig interviewt und fotografiert, verkörpert sie doch in idealer Weise, was sich viele Menschen wünschen: ein langes Leben und gute Gesundheit.

...und kein gemeinsames Rezept

Verjüngungsrezepte haben heutzutage Hochkonjunktur, und so wird immer wieder die Frage gestellt, wie ein hohes Lebensalter zu erreichen ist. Besonders die Ratschläge betagter Menschen sind begehrt und werden ebenso bereitwillig abgedruckt wie die Schönheitsgeheimnisse attraktiver Frauen. Solche Tips sind sicher interessant und manchmal auch amüsant, spiegeln aber nur ein individuelles Erleben wider.

Allein nach den Jahren alt zu werden, kann nicht der einzige Lebenszweck sein. Es gehört auch eine vernünftige Portion Lebenswert zum hohen Lebensalter. Lebensjahre per se können tatsächlich zu einer schlimmen Strafe werden, wenn man von Krankheit und Leiden geplagt ist, und zum anderen ist nicht jeder rauchende und trinkende 95-jährige Uropa der Gegenbeweis dafür, dass nur eine gesunde Lebensweise das Leben verlängert, und dass dieses lange Leben auch nur dann lebenswert sein kann. Bei den vorher aufgeführten Altersrekorden hat sich gezeigt, dass sehr unterschiedlich lebende Personen sehr alt werden können. Sie können rauchen, trinken, viel Fleisch und Süssigkeiten lieben, aber auch so krank sein, dass sie 75 Jahre lang im Rollstuhl und im Krankenhaus leben müssen. Man scheint also nicht einmal besonders gesund sein zu müssen, um uralt zu werden. Die Spanne der Möglichkeiten ist sehr breit.

Allerdings: Diesen Beispielen ist eines gemeinsam. Sie repräsentieren Ausnahmen und Einzelfälle und können daher nicht als maßgebend für die Gesamtheit der Menschen gelten. Dafür muss auf statistisch gewonnene Aussagen zurückgegriffen werden, aus denen sich dann wieder allgemeine Prinzipien ableiten lassen. Im Einzelfall muss aber jeder Mensch sein persönliches Altersrezept finden, denn: Jeder Mensch ist ein Individuum mit ganz eigenen Stoffwechselbesonderheiten. Und so hat jeder Mensch sein persönliches Alter(n)sgeheimnis und altert anders.

Krokodile und Schildkröten – ein Hauch von Unsterblichkeit

In der Natur gibt es Lebewesen, die den Keim zur Unsterblichkeit in sich zu tragen scheinen: Es sind die trägen Reptilien, die offensichtlich keine andere Aufgabe haben, als faul in der Sonne zu liegen, und dafür auch noch mit einem langen Leben belohnt werden. So können die Seychellen-Riesenschildkröten problemlos 180 Jahre alt werden, bei den Galapagos-Riesenschildkröten sind sogar 250 Jahre möglich. Für die Brückenechse und das Nilkrokodil sind 100 Lebensjahre und mehr ganz normal. Tragen diese Lebewesen ein geheimnisvolles Langlebigkeitsgen in sich? Altern sie anders? Wie die folgenden Kapitel noch zeigen, läuft die Lebensuhr dieser Tiere nach den gleichen Prinzipien wie die des Menschen ab, nur tickt sie langsamer. Und das hat etwas mit der Größe der Tiere und ihrer trägen Lebensweise zu tun. Sie verheizen ihre Energie einfach nicht so schnell.

Im Tierreich gibt es noch eine weitere originelle Variante des Energiesparens: den Winterschlaf. Wie wir noch sehen werden, leben Tiere mit dieser Fähigkeit länger als ihre winteraktiven Artgenossen.

Doch die wahren Methusalems auf der Erde sind die Bäume. Auch sie sind Lebewesen mit einem Stoffwechsel. Für eine Gruppe von Pflanzen, die polykarpen (wiederholt blühende und fruchtende) Pflanzen ist teilweise ein Alter von 4 900 bis zu 5 600 Jahren normal. Der älteste bekannte Baum dürfte eine Borsten- oder Grannenkiefer (*Pinus aristata*) in Kalifornien sein; sie steht seit 4 600 Jahren an ihrem Platz! Im Januar 1995 soll Zeitungsberichten zufolge im australischen Tasmanien ein noch älterer Baum (eine Pinie) gefunden worden sein, dessen Alter auf mindestens 10 000, vielleicht sogar 30 000 Jahre geschätzt wird. Damit wäre diese Pinie der älteste bekannte Organismus der Erde. Auch wenn solche Bäume von den Spuren der Jahre deutlich gezeichnet sind, ist ein solches langes Leben beeindruckend. Doch welcher Mensch möchte sein ganzes Leben unbeweglich an einem Ort verbringen?

2

Lebensdauer und Lebensenergie

Energie als Taktgeber

Bereits im 18. Jahrhundert haben Forscher festgestellt, dass hektische Tiere nicht so lange leben wie träge Tiere. Im Jahre 1908 veröffentlichte der deutsche Physiologe Max Rubner ein Buch mit dem Titel *Das Problem der Lebensdauer und seine Beziehung zu Wachstum und Ernährung* (R. Oldenbourg-Verlag, München und Berlin 1908) und stellte darin fest, dass »alle Tiere in das Stadium der Vollendung des Wachstums treten, nachdem sie bis dahin pro Kilo dieselbe Energiemenge verbraucht haben« (S. 204). Energie also als Messlatte der Lebensvorgänge.

Weitere Forschungen zu dieser Stoffwechseltheorie ergaben Hinweise, dass das Leben nicht in den geläufigen Einheiten von Stunden und Tagen abläuft, sondern dass die Energie der Taktgeber eines Organismus ist.

Stoffwechsel – Motor des Lebens

Der Stoffwechsel ist die Summe aller Lebensvorgänge, die einen Menschen existieren lassen. Aus der zugeführten Nahrung und dem eingeatmeten Sauerstoff der Luft werden in einer Fülle komplizierter chemischer Reaktionen in den Zellen des Körpers die verschiedensten Bau- und Betriebsstoffe hergestellt, die ein Mensch (Tier) braucht, um leben zu können. So muss beispielsweise dafür gesorgt werden, dass stets eine konstante Körpertemperatur herrscht, funktionslose oder beschädigte Zellen ständig erneuert werden, Hormone und Botenstoffe in ausreichender Menge im Blut kreisen, Abfallstoffe entsorgt werden, durch die Alltagsaktivitäten entleerte Energiespeicher wieder aufgefüllt werden etc. Kurz: Aus den zugeführten Stoffen bildet der Körper all das, was er braucht, um vom bloßen Körper zum lebendigen Menschen zu werden. Dafür müssen bestimmte »Betriebsparameter« eingehalten werden, z.b. Temperatur und Durchblutung der verschiedenen Organe, Säuregrad des Blutes, Konzentration an Vitaminen, Mineralien, Fett, Zucker etc. in den Geweben. Laufen alle Stoffwechselvorgänge geordnet und im richtigen Umfang ab, stimmen also die »Betriebsparameter«, so ist dieser Zustand mit körperlicher und seelischer Gesundheit, Wohlbefinden und jugendlichem Schwung verbunden.

Die Mechanismen dieser inneren Fabrik – die Auf-, Ab- und Umbauvorgänge also – vollziehen sich bei jedem Menschen nach identischen Gesetzen. Jeder Mensch hat also die gleiche »Betriebsanleitung«. Wie leistungsfähig dieser innere »Chemiebetrieb« nun aber ist, darüber entscheiden hauptsächlich drei Faktoren: Gene, Gesundheitszustand und Lebensweise. Gute Gene sind zugleich gute »Hard- und Software«, die den inneren Motor lange und präzise laufen lassen, also eine Art »individuelles Betriebsgeheimnis«. Manche Krankheiten (z.B. Autoimmunerkrankungen, Virusinfektionen, Vergiftungen etc.) können einzelne Stoffwechselpfade entgleisen lassen oder gar blockieren. Es kommt zu entsprechenden Ausfallserscheinungen. Die Lebensweise kann ganz allgemein das innere Gleichgewicht stören oder begünstigen. Darüber mehr in den folgenden Kapiteln.

Ein gut funktionierender Stoffwechsel erhält nicht nur die Gesundheit, er bewahrt den Organismus auch vor altersbedingtem Verschleiß und Abbau. Der Stoffwechsel ist also der Hüter der Jugend.

Es leuchtet ein, dass eine solche rund um die Uhr auf Hochtouren laufende Produktionsanlage Energie braucht und irgendwann ihren Dienst aufgibt, vergleichbar einem Automotor. Es ist die Lebensenergie, die die innere Fabrik am Laufen hält und dafür sorgt, daß alle Prozesse überhaupt ablaufen können. Ist diese verbraucht, kommt der Motor des Lebens zum Stillstand. Und um diese Lebensenergie, also den »Sprit des Lebens«, geht es in der Stoffwechseltheorie.

In langjährigen Forschungsarbeiten hat sich einer der Autoren (R.P.) mit dieser Stoffwechseltheorie befasst und erhebliche Beweise für ihre Richtigkeit gefunden. Eine detaillierte Darstellung kann in Roland Prinzinger, *Das Geheimnis des Alterns* (Campus Verlag 1996) nachgelesen werden.

Untersucht wurden hauptsächlich Vögel, die ein geradezu ideales Modell für die Alternsforschung sind. Von Vögeln liegt die wohl größte Datensammlung über ihr erreichbares Alter vor. Da diese Tiere gerne und zahlreich in Zoos und Wohnungen gehalten werden, sind die Beobachtungen zur möglichen Lebensdauer in Gefangenschaft sehr zahlreich. Gleichzeitig liefern intensive Vogelberingungen weltweit ausgezeichnetes Material für das ökologische Lebensalter, das Alter also, das Vögel unter natürlichen Bedingungen erreichen können. Ferner ist auch bekannt, dass der Vogelorganismus nach den gleichen Prinzipien altert wie der menschliche Organismus und alle beim Menschen vorhandenen Alterserscheinungen zeigt, wie z.B. Herz- und Kreislaufleiden, Bluthochdruck, Krebs, Hautverfaltungen etc. An Vögeln gewonnene Forschungsergebnisse sind also durchaus für den Menschen aussagekräftig.

Das gesamte Leben der höheren Organismen lässt sich in drei klar begrenzte Abschnitte einteilen: Embryonalentwicklung (Embryogenese), Jugendentwicklung (Ontogenese) und Erwachsenenstadium (Adultphase). Lange war unklar, woher der Organismus »weiß«, wann ein neuer Abschnitt beginnt, und wo das Zählwerk hierfür sitzt.

Am Beispiel von Vögeln wurden diese drei Phasen in ihrer Stoffwechselbilanz näher untersucht. Hierbei handelt es sich um ein kompliziertes Messverfahren, bei dem bestimmt wurde, wie viel Energie der Vogel im jeweiligen Stadium verbraucht und wann eine Entwicklungsspanne abgeschlossen ist (Die Details dieser Untersuchungen können in R. Prinzinger, a.a.O. nachgelesen werden, sind aber für das weitere Verständnis nicht notwendig).

Dabei wurde festgestellt, dass die einzelnen Phasen je nach Vogelart einen unterschiedlichen Zeitraum beanspruchten. Prachtfinken bebrüten ihre Eier ca. 10 Tage – dann ist die Embryonalentwicklung abgeschlossen. Beim neuseeländischen Kiwi beträgt die Zeit des Bebrütens dagegen 90 Tage und mehr. Jeder dieser Phasen lässt sich eine bestimmte kalendarische Zeitspanne zuordnen, die wiederum je nach Art stark variiert. Die Jugendentwicklung (die Wachstumsphase) dauert im Minimum etwa 20 Tage (bei Kleinvögeln), im Maximum etwa 300 Tage (z.b. beim Königsalbatros). Und auch das Erwachsenenleben reicht von wenigen Jahren (z.b. beim Zaunkönig) bis zu 80 oder gar 100 Jahren bei großen Greifvögeln, Rabenvögeln und Papageien.

Die physikalischen Lebensspannen variieren also bei den einzelnen Gruppen beträchtlich. Dabei stellte sich heraus, dass

Abbildung 2:
Lebensalter und Körpergewicht

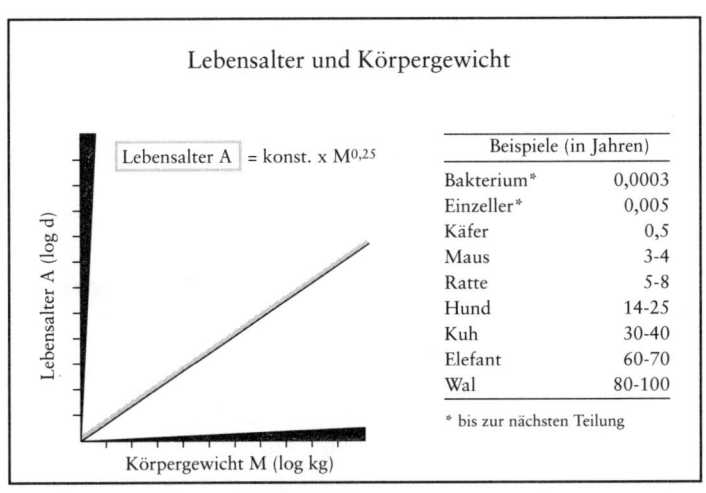

Für praktisch alle Organismen gilt eine konstante Beziehung zwischen Lebensalter und Körpergewicht. Innerhalb verschiedener systematischer Einheiten ist nur der konstante Faktor unterschiedlich, was aber an der Geraden nichts ändert, sondern lediglich zu einer Parallelverschiebung führt.

eine deutliche Korrelation zwischen Körpergewicht und Lebensspanne besteht. Große Vögel leben länger als kleine Vögel. Je schwerer (größer) ein Vogel ist, umso langsamer verläuft sein Stoffwechsel und umso länger währt offensichtlich sein Leben. So erreicht ein Winzling wie das Goldhähnchen mit 5 bis 6 Gramm Körpermasse unter günstigen Umständen ein Alter von fünf bis sechs Jahren, während Großvögel 50 bis 80 Jahre leben können. Diese Beziehung kann auch mathematisch bestätigt werden. Sie gilt offensichtlich nicht nur für Vögel, sondern für alle Lebewesen. Das Ergebnis zeigt Abbildung 2 auf S. 27.

Misst man nun den Energieumsatz pro Körpermasseneinheit bei einzelnen Lebewesen, also die Stoffwechselrate, so gehorchen die Versuchsergebnisse ebenfalls einer mathematischen Gleichung. Das Ergebnis: Je schwerer ein Organismus ist, desto niedriger ist seine Stoffwechselrate, desto langsamer laufen die Prozesse im Körperinneren ab (siehe Tabelle 1). Greifvögel, Rabenartige und Papageien werden im Vergleich zu ebenso großen anderen Vogelarten besonders alt. Sie zeichnen sich in der Regel durch eine besonders ruhige Lebensweise und in der Folge durch eine niedrige Stoffwechselrate aus.

Tabelle 1:
Stoffwechselrate und Gewicht verschiedener Lebewesen.
Die Stoffwechselrate ist ausgedrückt in Joule/Gramm x Stunde

Tier	Gewicht	Stoffwechselrate
Kolibri	2g	200
Meise	12g	80
Fink	20g	66
Maus	40g	34
Ratte	200g	20
Hund	15kg	7,2
Kuh	800kg	2,4
Elefant	7t	1,4
Blauwal	170t	0,3

Aus diesen Ergebnissen folgt: Ein Organismus lebt umso länger, je niedriger sein Energieumsatz ist, je langsamer er also seine »Lebensbriketts« verheizt.

Was für das Leben in seiner Gesamtheit gilt, hat sich auch für die einzelnen Abschnitte bestätigt: Wenn eine bestimmte Energiemenge verbraucht ist, beginnt das nächste Stadium. Über den Energieverbrauch informiert sich der Organismus, wann eine neue Entwicklungsstufe einzuleiten ist.

Daten von mehr als 900 Vogelarten belegen, dass unabhängig von der Dauer der Bebrütungszeit in Tagen alle Vögel schlüpfen, wenn sie eine bestimmte, und zwar identische Menge an Energie pro Masse (rund 2 Kilojoule pro Gramm) verbraucht haben (zum Vergleich: In 1 Gramm Zucker stecken ungefähr 20 Kilojoule).

Auch für die Jugendentwicklung, also den Zeitraum vom Schlüpfen bis zum Flüggewerden, gilt das Gleiche. Unabhängig davon, ob es sich um einen Nestflüchter wie etwa das 20 Gramm schwere Rotkelchen (Entwicklungszeit 15 Tage) oder um einen Nesthocker wie z.b. den 15 Kilo schweren Höckerschwan (Entwicklungszeit 120 Tage) handelt, die Jugendentwicklung ist immer dann abgeschlossen, wenn rund 20 Kilojoule Energie pro Gramm Körpermasse verbraucht sind. Ähnliches gilt auch für das Erwachsenenstadium.

Untersucht man nun den Gesamtumsatz pro Gramm eines Vogels während seines ganzen Lebens und bildet hierzu das Produkt aus Lebenszeit und Stoffwechsel, so erhält man ein überraschendes Ergebnis: Alle Vögel verbrauchen in ihrem Leben ungefähr die gleiche Energiemenge pro Gramm Gewicht, rund 2 500 Kilojoule/Gramm. Die Lebensdauer ist also in Energieeinheiten bei allen Vögeln gleich groß; physiologisch gesehen werden demnach alle Vögel gleich alt. Unterschiede ergeben sich nur, wenn man die Lebensdauer mit einem anderen Messinstrument misst, nämlich mit einer Uhr oder einem Kalender.

Ein Zebrafink verbraucht also in seiner zehntägigen Bebrütungszeit genauso viel Energie wie der Königsalbatros mit 90 Tagen. Und der Zaunkönig verlebt in seinem vierjährigen Dasein genauso viel Energie wie der Graupapagei in 80 Lebensjahren.

Abbildung 3:
Energiestoffwechsel bei Vögeln

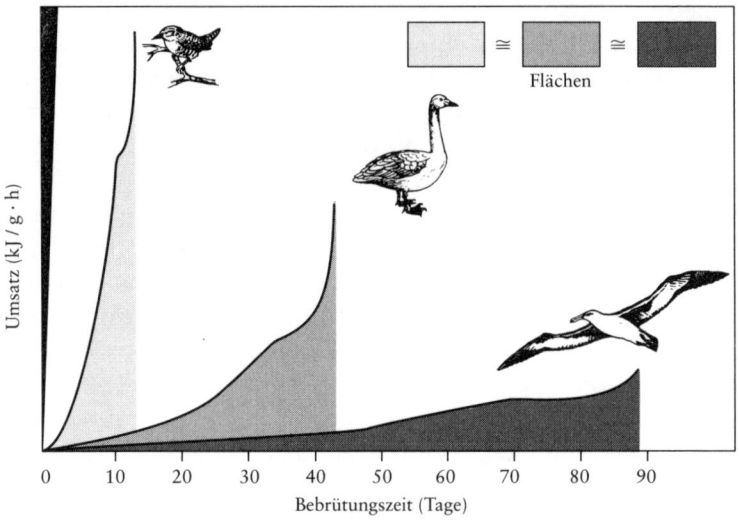

Darstellung des Energieverbrauchs während der Embryonalentwicklung von Zaunkönig, Höckerschwan und Albatros (von links nach rechts). Obwohl die kalendarische Dauer der Embryogenese der einzelnen Arten sehr unterschiedlich ist, ist der Energieverbrauch (schraffierte Flächen unter den Kurven) bei allen drei Vogelembryonen praktisch identisch.

Die Lebensuhr tickt in Kalorien

Dass die biologische Uhr tatsächlich nicht in den gängigen Einheiten von Tagen oder Stunden tickt, sondern die Energieeinheit Kalorie bzw. Joule die Zeitwährung des Lebens ist, belegen nicht nur die Vogeldaten, sondern auch Untersuchungen an den verschiedensten Lebewesen. Dieses Geheimnis von Leben und Altwerden lässt sich praktisch durch den ganzen Stammbaum der Lebewesen und damit auch für den Menschen bestätigen. Es ist auch für einen Laien und ohne Angabe der zugrundeliegenden Stoffwechseldaten leicht verständlich.

Bei *Einzellern* (z.B. Bakterien, bestimmte Algen und Pilze) halbiert sich die Lebensdauer (Zeit bis zur nächsten Teilung), wenn man durch Temperaturerhöhung des Mediums ihren Stoffwechsel anheizt. Umgekehrt verlängert eine Abkühlung ihre Lebensspanne. Beim Schleimpilz Dictyostelium hat man festgestellt, dass er ziemlich genau 1 000 Bakterien frisst und sich dann teilt, also eine neue Generation bildet. Diese Nahrungsmenge entspricht natürlich auch einer definierten Stoffwechselrate.

Fische erreichen im Vergleich zu ihrer Körpergröße ein erstaunlich hohes Alter. Am ältesten werden Karpfen. Die Angaben schwanken zwar beträchtlich, doch liegen sie durchwegs bei 70 bis 100 Lebensjahren für diesen trägen, energiebewussten (wenig aktiv lebenden) Fisch. Der Stör soll sogar bis zu 150 Jahre alt werden. Selbst sehr alte Fische können sich dabei noch fortpflanzen. Auch in dieser Gruppe lässt sich feststellen, dass das Lebensalter mit dem Stoffwechselumsatz zusammenhängt. Dornhaie aus warmen Regionen (hoher Stoffwechsel) werden etwa 30 Jahre alt. Die gleiche Gattung aus kalten Meeresgebieten (niedrige Stoffwechselrate) hat dagegen eine Lebenserwartung von bis zu 70 Jahren.

Innerhalb von Tiergruppen leben solche Arten, die kaum oder nur wenig aktiv sind, wesentlich länger als solche, die eine hohe Aktivität zeigen. Ein frei schwimmender und damit aktiver Tintenfisch wie z.B. ein Loligo lebt nur etwa sechs bis acht Jahre. Die wie die Tintenfische ebenfalls zu den Weichtieren gehörende, gleich große, aber fest sitzende und daher praktisch inaktive Teichmuschel bringt es dagegen auf 20 bis 30 Jahre.

Amphibien, jene kriechenden, teils im Wasser und teils am Land lebenden Wirbeltiere wie Lurche, Frösche, Salamander etc. werden im Vergleich zu warmblütigen Tieren (Vögel, Säugetiere) recht alt. Wie die Fische sind sie typische Kaltblüter, die ihre Körpertemperatur der Umgebungstemperatur mehr oder weniger stark anpassen können. Da die Umgebungstemperatur meist deutlich unter der Körpertemperatur von Warmblütern liegt (36 bis 44°C), ist auch ihr Stoffwechsel sehr viel niedriger. Er liegt bei Kaltblütern im Mittel bei etwa

1/10 des Wertes von Warmblütern. Ganz grob gerechnet ist umgekehrt auch ihre Lebensspanne um gerade diesen Faktor, also 10fach, erhöht. Über das Alter von Amphibien ist relativ wenig bekannt. Gesichert ist jedoch eine Abhängigkeit zwischen Umgebungstemperatur und Lebensalter. So leben tropische Formen (die hohe Umgebungstemperatur bedingt einen hohen Energieumsatz im Körper) kürzer als die Vertreter in kalten oder gemäßigten Regionen (die niedrige Umgebungstemperatur bedingt einen niedrigen Energieumsatz). Höhlenformen (hier herrschen ebenfalls niedrige Umgebungstemperaturen sowie eine sehr beschränkte Nahrungsversorgung) haben die höchste Lebenserwartung, beispielsweise der Grottenolm mit 40 bis 60 Jahren.

Reptilien, kriechende Landwirbeltiere also, wie z.b. Schildkröten, Schlangen, Echsen etc., halten den Altersrekord. Sie sind in ihrer Mehrzahl noch echte Kaltblüter und haben einen im Vergleich zu Säugern und Vögeln sehr niedrigen Stoffwechsel. Sie erreichen ein geradezu traumhaftes Alter. Zwar sind Berichte über Schildkröten, die angeblich bis zu 300 Jahre alt wurden, wenig glaubhaft, sicher erwiesen sind aber mindestens 180 Lebensjahre als Maximalspanne bei Seychellen- Riesenschildkröten. Von Galapagos-Riesenschildkröten sind Altersspannen bis zu 250 Jahren dokumentiert. Die Lebensdauer der Reptilien hängt wie bei anderen Arten stark von ihrer Aktivität ab. Kleine und aktive Formen leben wesentlich kürzer als große und träge Formen. Charakteristischerweise ist das älteste Reptil gleichzeitig auch das größte und trägste. Es können aber auch sehr kleine Schildkröten sehr alt werden. Die griechische Landschildkröte wird über 100 Jahre alt, die europäische Sumpfschildkröte mindestens 70 und die Geierschildkröte 58 Jahre alt.

Diese Untersuchungen aus der Tierwelt bestätigen einen Zusammenhang zwischen Stoffwechseltempo und Lebensdauer. Da der Stoffwechsel eines Tieres mit dem eines Menschen (bis auf geringe Ausnahmen) übereinstimmt, kann davon ausgegangen werden, dass diese Gesetzmäßigkeiten auch auf den Menschen übertragbar sind.

Winzlinge sterben früher

Säugetiere gehören wegen ihrer Nähe zum Menschen bezüglich des Alters zu den am besten untersuchten Tieren.

Auch hier bestätigt sich die bei anderen Tierarten gefundene Beziehung: Winzlinge sterben früher, während die großen Tiere lange leben. Je größer ein Tier ist, desto höher ist sein mögliches Alter.

Kleine Tiere können jedoch den Nachteil in puncto Lebensdauer manchmal dadurch wieder wettmachen, dass sie einige recht originelle »Energiesparprogramme« ablaufen lassen. So helfen Winterschlaf und ein energiesparender Starrezustand,

Abbildung 4:
Winzlinge sterben früher

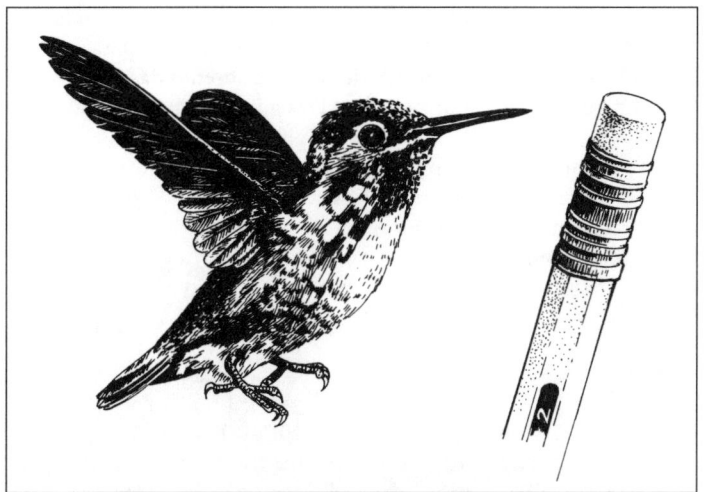

Die geringste Lebenserwartung unter den Vögeln haben die mit den höchsten Energieumsatzraten. Kolibris, deren Stoffwechsel etwa doppelt so schnell brennt wie der von Vögeln mit vergleichbarer Körpergröße, leben nur etwa zwei bis vier Jahre. Die abgebildete Art – die Bienenelfe *Mellisuga helenae* – wird im Extrem nur knapp zwei Gramm schwer (etwa so wie ein Bleistift). Ihr Körper hat Insektengröße. Alter ca. vier Jahre (Maximalwert dieser Art).

die Stoffwechselaktivität zu drosseln. Denn nicht die absolute Größe eines Organismus wirkt lebensverlängernd, sondern das damit verbundene verringerte Stoffwechseltempo, die »Trägheit« also.

Am kürzesten leben mit etwa zwei Jahren die kleinen Spitzmäuse und andere Kleinsäuger. Über 100 Jahre alt wird kaum ein Tier bei den Säugern. Selbst sehr große Organismen wie der Elefant oder der Blauwal erreichen kaum diese Grenze. Zudem gibt es selbst innerhalb eng verwandter Gruppen oft erstaunliche Unterschiede, die noch nicht in allen Fällen geklärt werden konnten. So wird der Feldhamster mit drei bis vier Jahren etwa doppelt so alt wie sein Vetter, der Goldhamster. Auch bei Mäu-

Abbildung 5:
Die maximale Lebenserwartung verschiedener Tiere im Vergleich

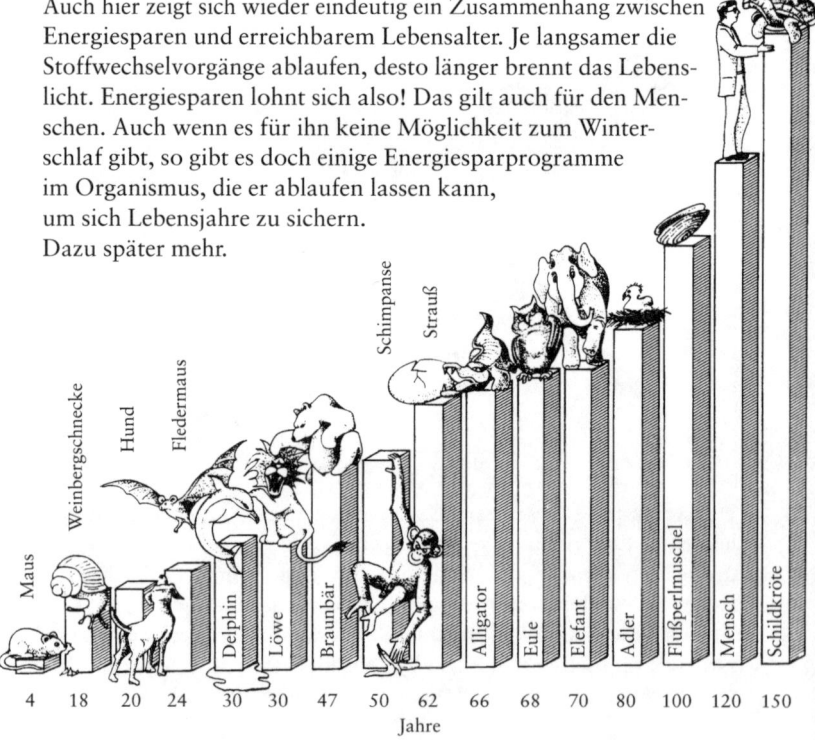

Auch hier zeigt sich wieder eindeutig ein Zusammenhang zwischen Energiesparen und erreichbarem Lebensalter. Je langsamer die Stoffwechselvorgänge ablaufen, desto länger brennt das Lebenslicht. Energiesparen lohnt sich also! Das gilt auch für den Menschen. Auch wenn es für ihn keine Möglichkeit zum Winterschlaf gibt, so gibt es doch einige Energiesparprogramme im Organismus, die er ablaufen lassen kann, um sich Lebensjahre zu sichern.
Dazu später mehr.

sen gibt es solche frappierenden Unterschiede. Bei Spitzmäusen kann man auftretende Differenzen allerdings sehr einfach mit einem schnelleren Stoffwechsel erklären. Weißzahnspitzmäuse werden mit vier bis sechs Jahren Lebenserwartung z.b. wesentlich älter als ihre Schwestergruppe, die Rotzahnspitzmäuse, die nur zwei bis drei Jahre leben. Die länger lebenden Weißzahnspitzmäuse haben einen niedrigeren Stoffwechsel und können in ihrer Schlafphase zusätzlich in einen energiesparenden Starrezustand (Torpor) verfallen. Diese Eigenschaften fehlen den kurzlebigen Formen. Auch andere Säugerarten, die z.b. Winterschlaf üben oder allgemein einen niedrigen Energieumsatz aufweisen, leben länger als energieintensiv lebende Formen. Winterschlafende Fledermäuse erreichen so ein für kleine Säuger geradezu rekordverdächtiges Alter von 20 bis 30 Jahren, während gleich große nicht Winterschlaf fähige richtige Mäuse nur etwa zwei bis drei Jahre leben.

Jedes Tier kann offensichtlich nur eine bestimmte für alle Arten konstante Lebensenergie verbrennen. Wird sie schnell verbraucht, lebt das Tier kurz, verbrennt sie langsam, verlängert sich das Leben.

Ist Faulheit das Geheimnis?

Zahlreiche Messungen wurden zum Energieverbrauch und Höchstalter verschiedener Lebewesen durchgeführt. Man wollte herausfinden, wie groß die Energiemenge des Lebens ist und ob es Unterschiede zwischen den einzelnen Lebewesen gibt. Das überraschende Ergebnis: Jedem Lebewesen steht von Geburt an der absolut gleiche Vorrat an Energie pro Körpermasseneinheit zur Verfügung. In der Schöpfung wurde also keine Kreatur durch besonders viel Energie bevorzugt, auch wenn es in Jahren gemessen den Eindruck macht. Alle haben die gleichen Startchancen fürs Leben. Je schneller jedoch diese Energie verlebt wird, je schneller also der Stoffwechsel vonstatten geht, desto kürzer ist die physikalische Lebenserwartung. Diese

Theorie ist auch als die »Theorie der maximalen Stoffwechselrate« bekannt.

Ein schneller Stoffwechsel gehört bei manchen Organismen zur genetisch programmierten Grundausstattung im Leben, kann aber manchmal auch selbst verschuldet sein (insbesondere beim Menschen!). Der Stoffwechsel ist neben der Fortpflanzung und der Reaktionsfähigkeit auf Umweltreize aller Art die dritte grundlegende Systemeigenschaft, die alle biologischen Systeme, alle Organismen, d.h. die das Leben allgemein auszeichnet. Im Gegensatz zu den beiden erstgenannten Eigenschaften ist der Stoffwechsel für alle Lebewesen, die vom Sauerstoff leben (also aerob atmen), identisch (siehe Unterkapitel »Stoffwechsel – Motor des Lebens« auf Seite 24). Das bedeutet, dass alle Lebewesen die völlig identische »Betriebsanleitung« besitzen. Ein Stück Zucker beispielsweise wird beim Menschen in gleicher Weise abgebaut wie etwa beim Hund oder der Katze, ein bestimmtes Hormon nach den gleichen Mechanismen aufgebaut.

Konkret: Es gibt keinen prinzipiellen Unterschied zwischen einem Einzeller und einem Menschen auf der einen Seite und einem Vogel oder einem Baum auf der anderen Seite. Der Stoffwechsel ist der gemeinsame Nenner, der alle Lebewesen auf der Welt verbindet, mögen sie äußerlich noch so verschieden aussehen. Seine Grundprinzipien haben sich auch im Verlauf der Evolution nicht geändert.

Ein derart generelles und konservatives System eignet sich sehr gut als Zählwerk für die Lebensspanne. Gezählt wird nach Energieeinheiten, also Joule oder Kalorien. Wie die Zelle diesen Zählmechanismus vollzieht, ist ungeklärt. Sie »weiß« jedoch anhand der verbrauchten Energie, wie oft ein Stoffwechselprozess abgelaufen ist und wie oft er noch ablaufen kann. In einer Art »zelleigenen Datenbank« ist auch die maximal verfügbare Energiemenge gespeichert. Ist sie ausgegeben, geht dem jeweiligen Organismus regelrecht die Energie aus, er kann nicht mehr weiter existieren. Vereinfacht ausgedrückt: Das Leben ist zu Ende, wenn die Batterie »leer« ist. Ein Nachladen ist normalerweise nicht möglich.

Wer sein Leben in seiner maximalen Länge erleben möchte, muss also seine Energie sparsam einsetzen. Wie man das macht, zeigen die folgenden Kapitel.

Für den Zusammenhang zwischen Energiesparen bzw. -ausgeben und Lebensdauer lassen sich sowohl im Tierreich als auch bei den Menschen sehr anschauliche Beispiele anführen, die zudem, ohne dass hier die exakten Stoffwechseldaten abgedruckt werden müssen, leicht verständlich sind und alle das gleiche Prinzip dokumentieren: Energieverbrauch kostet den Organismus Lebensjahre, »sich auf die faule Haut legen« schenkt ihm Lebensjahre.

So schlafen beispielsweise Katzen als Lauerjäger bekanntlich gerne und vor allem auch lange. Sie leben bis zu 25 Jahre und damit wesentlich länger als der hochaktive Hetzjäger Hund. Dieser erreicht ein Höchstalter von 15 bis 18 Jahren. Besonders kurzlebig sind solche Hunderassen, die in sehr kalten Regionen leben und einen *sehr hohen Stoffwechsel als Anpassung daran* (zu unterscheiden von in kalten Höhlen lebenden Amphibien!) aufweisen. Typische Beispiele sind Verwandte des Schlittenhunds, die nicht über 10 bis 15 Jahre alt werden.

Bienen leben 800 Kilometer!

Gut erforscht sind auch die Verhältnisse bei Bienen. »Normale Arbeiterinnen« leben im Sommer etwa sechs Wochen, solche, die den Winter überleben müssen (Winterbienen) aber bis zu neun Monaten. Hier zeigt sich, wie die Lebensdauer von Tieren mit identischen Erbanlagen je nach Anforderung offenbar unproblematisch verlängert werden kann, sofern es für die Art als überlebensnotwendig erachtet wird. Dabei werden ganz offensichtlich in der gleichen Erbsubstanz ganz unterschiedliche Programme aktiviert, und dadurch wird die Lebenslänge den Erfordernissen aktiv angepasst. Die Königin, die genetisch so ausgestattet ist wie die Arbeiterinnen, wird allein dadurch aus der Masse ihrer Schwestern herausgehoben, dass sie ein spezielles Futter, das Gelee royale, erhält. Dieses Futter macht sie nicht nur zur Königin, sondern sorgt auch dafür, dass sie ein extrem hohes Lebensalter von bis zu 30 Jahren erreichen kann. Im Gegensatz zu den Arbeiterinnen hat die Königin außerdem ein eher ruhiges Dasein, da sie ihre Zeit hauptsächlich untätig im Bienenstock verbringt. Forscher haben festgestellt, dass Arbeitsbienen im Durchschnitt 800 Kilometer leben. Man spricht vom »800-Kilometer-Alter«! Diese Flugstrecke entspricht natürlich wieder einer bestimmten Energiemenge. Bienen, die sehr fleißig sind, also viel hinausfliegen und Nektar und Pollen sammeln, erreichen ihre Flugleistung früher und sterben in der Folge auch früher. Faule Bienen, die weniger herumfliegen, erreichen ihre 800 Kilometer weniger schnell und leben daher auch länger. Es ist ein bisschen wie bei einem Auto, das schneller altert, wenn man viel damit fährt. Den gleichen Energieeffekt kann man auch bei Stubenfliegen beobachten. Solche, die in ihrer Aktivität gebremst werden, indem man sie z.B. in einer kleinen Flasche eingesperrt hält, leben bis zu doppelt so lange wie ihre frei fliegenden Artgenossen.

Noch ein Beispiel aus der Insektenwelt: Der Falter mit der höchsten Lebenserwartung in unseren Breiten ist der Zitronenfalter. Er macht als einziger Schmetterling einen mehrere Wochen dauernden Sommerschlaf!

Die trägen Krokodile und Schildkröten zählen – wie schon geschildert – zu den Superoldies auf unserer Welt. Schildkröten werden sogar bis zu 250 Jahre alt.

Sehr alt, nämlich 80 bis 100 Jahre, können auch Papageien und Greifvögel werden, aber in der Regel nur, wenn man sie in Gefangenschaft (meist auch angebunden) hält. Dadurch können sie sich energetisch nicht so sehr ausleben und zeigen folglich ein hohes Lebensalter.

Energieintensiv lebende Vögel, wie die Kolibris, die die höchsten Stoffwechselraten unter den Warmblütern haben, leben nur drei bis fünf Jahre. Tiere, die in einen energiesparenden Winterschlaf oder nachts in Lethargie fallen können, z.B. Igel oder die Fledermäuse, leben dagegen wesentlich länger als solche, die dauernd aktiv sind. Fledermäuse werden problemlos 20 bis 30, ja sogar 40 Jahre alt, normale Hausmäuse mit vergleichbarer Körpergröße dagegen kaum über vier Jahre. Besonders alt werden also Tiere, die mit ihrer Energie sparsam umgehen. Trägheit, viel Schlaf oder auch totale Inaktivität werden mit einem langen Leben belohnt. Gilt das nun auch für den Menschen?

Leben bis die Batterie leer ist

Wie bereits ausgeführt liegt für den Menschen das biologisch einprogrammierte Höchstalter bei rund 120 Jahren. Der Mensch zählt damit zu den eher langlebigen Lebewesen. 120 Jahre werden aber nur von äußerst wenigen Menschen tatsächlich erreicht. Die meisten sterben früher und zu individuell unterschiedlichen Zeitpunkten. Streicht man Unfallopfer und Tod durch schwere Krankheit aus den Sterbestatistiken, so ergibt sich ein buntes Mosaik an gelebten Lebensjahren. Auch wenn das biologische Höchstalter vorgegeben ist, so leben die Menschen, ähnlich wie z.b. die Bienen, unterschiedlich lange – und das ist wie bei den Tieren eine Folge der Energiebilanz. Das zeigen nun einige verblüffende Beispiele, die die an Tieren gewonnenen Regeln bezüglich Energieverbrauch und Lebensdauer, also die Stoffwechseltheorie, bestätigen.

So werden Nonnen und Mönche, die in völliger Ruhe ohne Stress und ohne große körperliche Aktivität in der Abgeschiedenheit eines Klosters ein beschauliches Dasein führen, meist besonders alt. Biologisch gesehen brennt ihr Lebenslicht nur schwach, dafür aber lange.

Dieser Vergleich verschiedener Berufsgruppen untereinander zeigt: Menschen, die körperlich hart arbeiten müssen, leeren ihre Lebensbatterie schneller als solche, die eine den Körper weniger fordernde Arbeit haben. Allerdings dürften sich innerhalb der einzelnen Berufsgruppen Unterschiede in der »energetischen Anforderung« ergeben. So kann durchaus auch ein »Schreibtischjob« durch den damit verbundenen Stress in der Energiebilanz mit einem großen Minus zu Buche schlagen. Wie

Abbildung 6:
Beruf und durchschnittliche Lebenserwartung

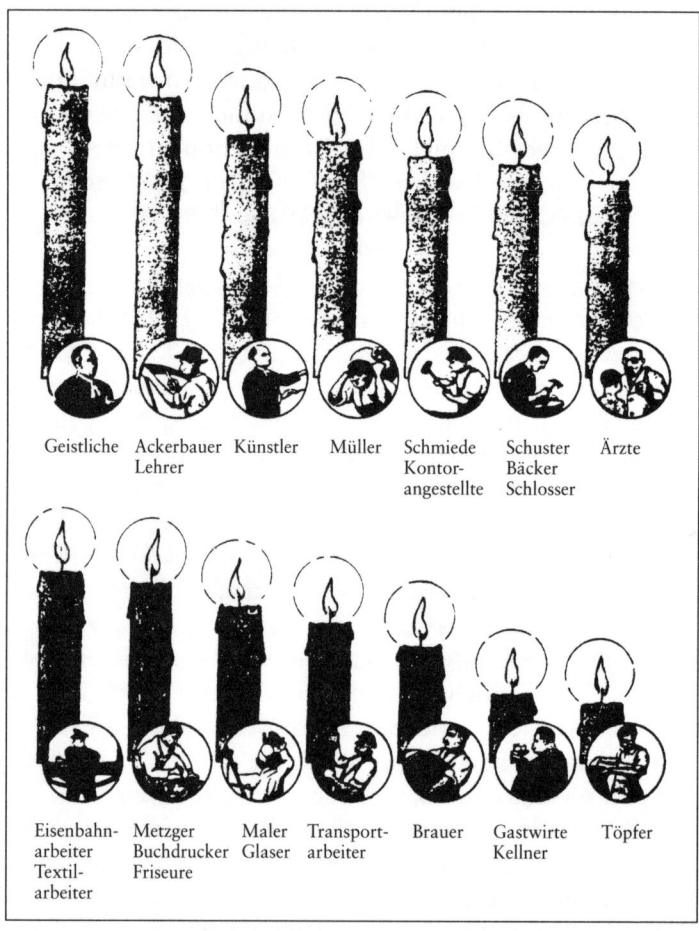

Geistliche   Ackerbauer   Künstler   Müller   Schmiede   Schuster   Ärzte
          Lehrer   Kontor-   Bäcker
                                      angestellte   Schlosser

Eisenbahn-   Metzger   Maler   Transport-   Brauer   Gastwirte   Töpfer
arbeiter   Buchdrucker   Glaser   arbeiter   Kellner
Textil-   Friseure
arbeiter

Das Beispiel einer alten englischen Statistik zeigt: Für unterschiedliche Berufsgruppen brennt das Lebenslicht sehr unterschiedlich lange. In der Bundesrepublik haben heute z.B. Zahnärzte ein besonders kurzes Leben, während Ordensleute (wie schon in England) besonders lange leben.

das folgende Kapitel schildert, heizen Stresshormone das innere Feuer kräftig an.

Aus der Statistik weiß man, dass Menschen, die viel schlafen, länger leben als solche mit einem kurzen Schlafrhythmus. Das gilt auch für Menschen, die, z.b. durch Krankheit oder eine Behinderung bedingt, ihre Energien nicht ausleben können. Ein unfreiwilliges Beispiel dafür ist die schon zitierte Amerikanerin Carrie White aus den USA. Sie wurde 119 Jahre alt, verbrachte aber rund 75 Jahre energiesparend – meist liegend – im Krankenhaus, weil sie schwer krank war.

Besonders geringe Lebensspannen haben dagegen Schwerstarbeiter. Aber auch Hochleistungssportler zeichnen sich nicht durch ein besonders hohes Lebensalter aus. Langzeituntersuchungen in den USA haben gezeigt, dass sehr ausgeprägter, stark energiefordernder Ausdauersport die Sterberate deutlich anheben kann. Solche Sportler verbrauchen wie die Schwerstarbeiter überdurchschnittlich viel der genetisch zugestandenen Stoffwechselenergie.

Das Leben von Menschen mit krankhaft hoher Schilddrüsenfunktion ist im Vergleich zu solchen mit ebenfalls ungesunder Unterfunktion verkürzt. Die Funktionsstörung allein kann also nicht bestimmend sein. Es ist bekannt, dass die Hormone der Schilddrüse den Stoffwechsel stark beeinflussen. Unterfunktion reduziert den Stoffwechsel, Überfunktion heizt ihn stark an.

 Wer seinen Energievorrat schnell verlebt, sei es durch eine hektische Lebensweise, exzessive Bewegung oder durch ein energieraubendes Stoffwechselleiden, wird nicht so alt wie ein Mensch, der seine Ressourcen schützen kann.

Der Preis der Männlichkeit

Frauen werden deutlich älter als Männer. Die Differenz beträgt rund 10 Prozent und gilt für praktisch alle Kulturkreise. Betrachtet man den Stoffwechsel beider Geschlechter, so stellt man fest, dass Männer einen höheren Energieverbrauch aufweisen – und zwar beträgt dieser etwa 10 Prozent. Da Frauen und Männer – wie alle Lebewesen – mit der gleichen Energiemenge ausgestattet sind, sterben die Menschen männlichen Geschlechts früher – ihre Batterie wurde schneller geleert.

Zu dieser Erkenntnis gelangte man aber erst in diesem Jahrhundert. Früher war die Sterblichkeit der Frauen durch die Geburtsrisiken wesentlich höher als die der Männer, wodurch deren statistische Lebenserwartung deutlich geringer war. In einigen Ländern der sogenannten Dritten Welt mit unterentwickelter Gesundheitsvorsorge und hoher Geburtenrate ist dies immer noch der Fall.

Über die Ursache der geringeren Lebenserwartung der Männer gibt es viele Spekulationen. Bereits in der Gebärmutter sterben – oft unbemerkt – mehr männliche als weibliche Feten ab. Bei der Befruchtung beträgt das Verhältnis der männlichen zu dem weiblichen Embryonen 120 zu 100, bei der Geburt ist es dann schon 100 zu 100. Also sterben 20 Prozent der männlichen Nachkommen schon vor der Geburt. Würde man die Lebenserwartung des Menschen ab der Zeugung berechnen, so würden Frauen in Deutschland statistisch gesehen sogar 16 Jahre länger leben als die Männer; so beträgt die »normale« Differenz nur sechs bis sieben Jahre.

Lange wurde vermutet, der vorzeitige Männertod sei im anstrengenderen Lebensumfeld, der höheren Risikobereitschaft und der größeren Aggressivität des Mannes begründet. Der Stress und die Gefahren bei der Arbeit schaufelten den Männern ein frühes Grab, während die häusliche Lebensweise der Frau hier eine größere Sicherheit biete. Tatsache ist aber, dass auch die Hausarbeit sehr anstrengend ist, vor allem wenn noch Kinder zu versorgen sind. Nicht zu vergessen sind auch die Risiken und Strapazen einer Geburt. Und zunehmend sind Frauen heute einer stressigen Doppelbelastung von Haushalt und Beruf ausgesetzt, ohne dass die Altersdifferenz dadurch reduziert würde. Im Gegenteil, sie nimmt eher noch zu.

Daher entwickelte man die These, dass dieser Unterschied in

der Lebenserwartung eine genetische Grundlage haben müsse, da die Chromosomenausstattung (Chromosomen sind Träger der Erbanlagen) unterschiedlich ist. Mann wie Frau besitzen 22 Paare identischer und ein Paar unterschiedlicher Chromosomen. Dieses geschlechtsspezifisch unterschiedliche 23. Chromosomenpaar macht den Mann zum Mann und die Frau zur Frau. Aufgrund seiner »Bauweise« wird bei der Frau dieses Geschlechtschromosom als XX bezeichnet, beim Mann als XY. Das Y-Chromosom ist eine Art verkümmertes Chromosom, dem vereinfacht ausgedrückt »ein Arm fehlt«. Es bietet im Vergleich zum X-Chromosom weniger Speicherplatz für Erbinformationen. Defekte auf diesem verkrüppelten »Datenträger« können nur sehr schlecht ausgeglichen werden.

So sitzen auf dem X-Chromosom viele Gene, die für das Immunsystem und damit für die Abwehr von Infektionskrankheiten verantwortlich sind. Und tatsächlich leiden Männer häufiger als Frauen an schweren Viruskrankheiten und sterben auch öfter daran. Doch es erscheint wenig glaubwürdig, dass dieser »genetische Defekt« der Männer für die verkürzte Lebenserwartung verantwortlich sein soll. Derartige Geschlechtschromosomen kommen auch bei anderen Säugetieren sowie bei Vögeln, Reptilien, Fischen und sogar bei den meisten primitiven Lebensformen vor. Und dort haben oft – z.B. bei Vögeln und Reptilien – die Männchen das XX-Paar, ohne dass die geschlechtstypische Lebenserwartung anders wäre.

Der Grund für das längere Leben der weiblichen Individuen ist ein anderer.

Frauen sind von der Natur dafür ausgestattet worden, sieben oder mehr Kinder zur Welt zu bringen, was früher auch üblich war. Dafür brauchen sie nicht nur eine zähe und widerstandsfähige Konstitution, sondern auch mehr Lebenszeit, um das Überleben ihrer Kinder zu sichern (Ein Mann kann theoretisch in recht kurzer Zeit sein Erbgut siebenmal oder öfter weitergeben). Vernünftigerweise hat die Natur diesen Zeitvorteil erblich programmiert und ihn nicht dem Zufall oder Verschleiß überlassen. Und dieses Erbprogramm liegt im Stoffwechsel!

Frauen werden im Durchschnitt 78,4 Jahre alt, Männer dagegen nur 71,8. Dieser zehnprozentige Unterschied findet sich in der Energiebilanz wieder. Der Stoffwechsel einer Frau ist genau um diese zehn Prozent langsamer als der eines Mannes. Vereinfacht ausgedrückt brennt das Lebenslicht einer Frau schwächer, dafür aber länger.

Schuld an dieser höheren Energiebilanz des Mannes ist hauptsächlich das Sexualhormon Testosteron, das stoffwechselbeschleunigend wirkt. In recht makabren Versuchen stellte sich heraus, dass kastrierte Männer bis zu 13 Jahre länger lebten. Im US-Staat Arkansas waren geistig behinderte Heiminsassen entmannt worden. Tierversuche bestätigen diesen Befund. Kastrierte Kater leben im Mittel 8,1 Jahre, unkastrierte nur 5,3 Jahre. Die Wirkung des Kastrierens lässt sich durch Testosteronverabreichung wieder aufheben.

Tatsache ist ferner, dass das männliche Hormon aggressiv macht und so im Alltag zu risikoreicherer Lebensweise und damit zu mehr Unfällen führt. So werden beispielsweise schnelle Autos häufiger von Männern als von Frauen gefahren und riskante Sportarten wie Paragliding oder Fallschirmspringen sind ebenfalls eher eine Domäne der Männer.

3

Das Geheimnis des Alterns

In der richtigen Einheit messen

Wie das vorherige Kapitel gezeigt hat, ist die »richtige« Einheit zur Messung der Lebenszeit die Kalorie oder das Joule und nicht die Zeiteinheit Sekunde. Die Lebensuhr tickt also in Energieeinheiten. Der Energiefluss bestimmt die Lebenszeit. Doch leider ist diese Energie keine ewig sprudelnde Quelle im Körper, sondern eher einem gefüllten Tank vergleichbar, den man nur einmal »leerfahren« kann. Ein sinnvoller Umgang damit ist angesagt.

In dieser Erkenntnis liegt auch der Schlüssel zu Lebensverlängerung und Gesundheit. Wenn man eine tickende Uhr verstellen möchte, ist es unerlässlich, ihre – richtige – Gangart zu kennen, und nur diese kann beeinflusst werden.

Doch die Vorstellung, die eigene Spanne über den Energieverbrauch zu messen, ist nicht sehr einleuchtend, gibt es doch hierfür kein so praktisches Messinstrument wie eine Uhr oder einen Kalender. Tatsächlich sagt aber der Kalender nichts Eindeutiges über das wahre, also biologische Alter eines Menschen aus. Zwei 50-Jährige können von ihrem Energieverbrauch her sehr unterschiedlich alt sein. So kann beim einen der Akku noch gut gefüllt sein, während er bei dem anderen schon ziemlich entleert ist. Biologisch gesehen ist somit der eine wesentlich jünger als der andere, obwohl die Geburtsurkunde sie als Angehörige des gleichen Jahrgangs ausweist.

Leistung bestimmt die Lebensdauer

Rein biologisch verstand man Altern von Anfang an wohl als eine natürliche Abnutzungserscheinung, der das biologische System über kurz oder lang nicht mehr gewachsen ist und das deshalb abstirbt. Diese Abnutzungstheorie hat sich in vielfältiger Weise bis heute in zahlreichen Versionen gehalten und dürfte wohl auch in den Köpfen der meisten Menschen die am leichtesten nachvollziehbare Theorie sein, da sie die eigenen laienhaften, aber richtigen Beobachtungen zum Altern geradezu in idealer Weise bestätigt.

Dass jedoch Altwerden etwas mit dem Energieverbrauch zu tun haben könnte, diese Idee ist für die meisten Forscher und Laien eher ungewohnt. In der Technik ist es hingegen schon lange üblich, das Alter von Maschinen, Flugzeugen, Autos und dergleichen nicht in chronologischen Einheiten (also in Tagen, Monaten oder Jahren) zu messen, sondern danach, welche Leistung erbracht wurde. Bei manchen Automobilen werden die Wartungsintervalle durch einen installierten Computer bestimmt. Diese Bordcomputer messen wie bei Flugzeugen, wie viel beschleunigt wird, in welchem Gang gefahren wird, wie viel Leistung abverlangt wird usw., und sie richten die Wartungsintervalle danach aus und nicht nur nach den Kilometern, die ja sehr unterschiedlich zusammenkommen können. Ein Auto, mit dem 100 000 Kilometer auf der Autobahn zurückgelegt wurden, muss beispielsweise nicht unbedingt so alt (im Sinne von verbraucht) sein wie ein Pkw, der 20 000 Kilometer nur im Stadtverkehr gefahren wurde. Bei Flugzeugen ist dieses Altersbestimmungsverfahren seit sehr langer Zeit üblich. Es entspricht auch viel mehr der Logik einer Altersangabe, danach zu fragen, wie viel ein Gegenstand oder ein Organismus an Arbeit geleistet hat, als danach, wie lange er in Jahren gemessen schon existiert.

Alle Lebewesen werden gleich alt

Doch wie alt werden Mensch und Tier nun? Und vor allem: Warum erreichen manche Menschen oder Tiere ein Rekordalter, während andere so früh sterben? Sollten nicht alle Menschen das biologische Maximalalter von 120 Jahren erleben? Ein Blick in die Todesanzeigen zeigt, dass der Zeitpunkt menschlichen Ablebens so individuell ist wie beispielsweise die Haar- und Augenfarbe.

Betrachtet man das Leben nicht als eine Kette von Tagen und Jahren, sondern als ein Verbrauchen von Energie, so fällt die Bilanz jedoch – wie schon geschildert – geradezu verblüffend einheitlich aus: Jedem Lebewesen steht die Energie von etwa 2 500 Kilojoule pro Gramm Körpergewicht zum Leben zur Verfügung. Ist sie verbraucht, ist das Leben zu Ende. In der richtigen Einheit gemessen, leben alle Menschen (und Tiere) gleich lang – eben bis die Lebensenergie verbraucht ist!

Mit der Geburt beginnt eine Uhr zu ticken, die erst dann zum Stillstand kommt, wenn diese Energiemenge verbraucht ist (Unfall oder schwere Krankheit einmal ausgeschlossen). Je nach artbedingter und individueller Stoffwechsellage und Lebensführung ist dieses Lebenskapital schneller oder langsamer aufgezehrt, und nur dadurch ergeben sich auf dem Kalender die Unterschiede. Grundsätzlich schlummert also in jedem Menschen (Lebewesen) das Potenzial, sein biologisches Maximalalter zu erreichen.

Was dieser Energievorrat tatsächlich bedeutet, sollen Zuckerwürfel ganz grob verdeutlichen. Wenn ein Organismus pro Gramm Körpermasse den Energieinhalt von etwa 35 Zuckerwürfeln umgesetzt hat (das sind rund 2 500 Kilojoule pro Gramm), ist die Lebensspanne abgelaufen. Dieser Wert gilt für die meisten tierischen Lebewesen. Er ist von der Natur vorgegeben.

Diese Erkenntnis lässt sich nun in anschauliche Parameter des Körpers umrechnen. Denn dieser Energieverbrauch korreliert mit bestimmten »Leistungen« des Körpers. Tabelle 2 auf Seite 48 zeigt die Zahl der Herzschläge, Schlafzyklen oder der Atemzüge, die im Durchschnitt nicht überschritten werden und den Endpunkt einer maximalen Lebensspanne markieren. Entsprechendes gilt für jede Leistung des Organismus. Jeder Vorgang im Körper kann nur mit einer begrenzten Häufigkeit ausgeführt werden. Denken Sie von jetzt an also daran, wie viel mehr Atemzüge Sie tun, wenn Sie sich (unnötig) aufregen, Angst haben oder exzessiv Sport treiben. Beachten Sie, wie viel überflüssige Muskelbewegungen oder Wimpernschläge Sie tun, wenn Sie unter Stress stehen, oder wie viel Mehrarbeit »falsches« Essen für Ihren Darm bedeutet. Daran können Sie erkennen, wie sich unsere Lebensweise auf das individuelle Altern auswirkt.

Tabelle 2: Wie lange lebt ein Mensch?

Lebenszyklus	1
Atemzyklen	200 000 000
Darmkontraktionen	300 000 000
Herzschläge	1 000 000 000
Wimpernschläge	20 000 000 000
Energieumsatz	2 500 kJ/g

Die Lebensdauer eines Menschen lässt sich recht anschaulich in der möglichen Anzahl physiologischer Vorgänge im Körper ausdrücken. Entsprechende Werte lassen sich für jeden Vorgang im Körper angeben. Kein Prozess in einem Organismus kann unendlich oft wiederholt werden.

Alternstheorien und die Stoffwechseltheorie

Ist die Stoffwechseltheorie nun ein Widerspruch zu den gängigen Alternstheorien? Durchaus nicht; praktisch alle Theorien finden in der konsequenten und logischen Interpretation der Energieverbrauchstheorie ihre Erklärung.

Sehr beliebt und anschaulich ist die *Abnutzungs- und Verschleißtheorie.* Danach führt der Gebrauch von Organen und jeder Lebensvorgang zu einer Abnutzung und einem Verschleiß der Strukturen im Körper, was letztlich todbringend ist. Je intensiver gelebt wird, desto schneller der Verschleiß. Genau dies ist im Kern die Aussage der Stoffwechseltheorie. Eine erhöhte Stoffwechselaktivität belastet die inneren Organe stärker. Sie müssen mehr Arbeit leisten und verschleißen daher schneller – die Konsequenz ist eine raschere Alterung.

Nach der *Radikaltheorie* altern Zellen, weil sie atmen. Bei der Energiegewinnung entstehen vorübergehend freie Radikale, recht aggressive Sauerstoffverbindungen, die Zellstrukturen, Eiweiße oder gar das Erbgut angreifen und dadurch kaputt und unbrauchbar machen. Das Fatale an dieser Reaktion: Einmal gezündet, läuft sie wie eine Kettenreaktion ab und kann verheerend wirken. Ein Übermaß an freien Radikalen begünstigt das Entstehen von Krankheiten wie Arteriosklerose, Herzinfarkt, Darmentzündungen, Krebs etc., aber auch vorzeitiges Altern, da die körpereigenen Strukturen rascher »verwittern«. Zu einer erhöhten Radikalerzeugung kommt es generell durch jede Beschleunigung des Stoffwechsels, z.B. durch schwere Krankheiten, Operationen, hektische Arbeit, exzessiven Sport, Stress, Vergiftungen etc. Mit den sogenannten Antioxidantien (Vitamin C, A, E, Glutathion, Selen, Melatonin) fängt der Körper entstandene freie Radikale wieder ein und macht sie unschädlich. Sind diese ruinösen Teilchen aber in der Übermacht, wird die körpereigene Schutztruppe mit ihnen nicht mehr fertig.

Auch hier ist also ein Zusammenhang des Stoffwechseltempos mit der Radikalbildung und damit dem Alterungsprozess zu beobachten. Ein hohes »inneres Tempo« führt zu einem gesteigerten Ausstoß an freien Radikalen, die eine regelrechte Schneise der Zerstörung im Körper hinterlassen können. Ein langsamer Stoffwechsel dagegen bedeutet weniger freie Radikale und damit langsameres Altern.

Allerdings: Freie Radikale sind keine »Erfindung« der Evolution, um den Körper zu zerstören. Sie sind in der Zelle für den normalen Lebensablauf sogar notwendig. So produzieren manche Zellen des Immunsystems gezielt solche aggressiven Teilchen, um Bakterien und virusbefallene Zellen zu zerstören. Eine solche »Dusche mit Radikalen« ist ein wichtiges Element der Abwehrreaktion.

Die *Reparaturtheorien* beruhen auf der Annahme, dass Enzyme Schäden, die der Körper und seine Zellen ständig erleiden, wieder ausbessern. Die Präzision dieser Enzyme lässt mit fortschreitendem Alter nach, so dass nicht ausgebesserte Schäden überhand nehmen, immer mehr Fehler im Erbgut entstehen und schließlich der ganze Stoffwechsel aus den Fugen gerät. Fest steht: Eine erhöhte Stoffwechselaktivität führt zu mehr Betriebsunfällen, die die Reparaturbrigaden, die Enzyme also, überfordern. Nicht reparierte Schäden und damit Alterserscheinungen nehmen zu.

Wie dieser kurze Abriss der drei gängigsten Alternstheorien zeigt, verbindet die in diesem Buch dargestellte Stoffwechseltheorie praktisch alle Erklärungsversuche für die menschliche Vergänglichkeit. Sie ist geradezu der kleinste gemeinsame Nenner aller Alterungsprozesse. Letztlich sind somit sämtliche Alternstheorien zutreffend; sie beschreiben nur unterschiedliche Phänomene und Aspekte des Alterns. Die Stoffwechseltheorie erfasst dagegen das Altern genereller. Die beobachteten Phänomene, sei es eine übermäßige Bildung von Radikalen oder ein beschleunigter Organverschleiß, sind Teilaspekte, die immer auch als Folge einer zu hohen Stoffwechselaktivität, also eines erhöhten Energieverbrauchs, auftreten.

Auch wenn die Stoffwechseltheorie sehr plausibel erklären kann, weshalb ein Organismus – gemessen in Tagen oder Jahren – früher stirbt und ein anderer später, so bleibt dennoch ein Geheimnis: Wieso ist die Lebensenergie auf 2 500 Kilojoule pro Gramm begrenzt? Auch ist es nicht möglich, einen Weg zu zeigen, diese Energiemenge zu erhöhen.

Vorerst müssen wir mit diesem Rätsel der Natur leben und es akzeptieren.

Jungbrunnen Energiesparen

Wenn Sie die vorherigen Kapitel aufmerksam gelesen haben, dürfte Ihnen nun klar sein, dass Energiesparen nicht nur ein globales Anliegen ist, um die Lebensdauer unseres Planeten zu verlängern, sondern im Körper genau so wichtig ist, nämlich um das *eigene Leben* zu verlängern. Energiesparen schenkt Lebensjahre und kann die eigene Spanne auf Erden beträchtlich ausdehnen, erlaubt vielleicht sogar, das biologische Höchstalter von rund 120 Jahren zu erreichen. Menschen, die an diese Grenze vorgestoßen sind, haben also einen äußerst bewussten Umgang mit ihren Reserven gepflegt. Zu einem Teil tragen hierzu sicherlich gute Gene bei, die den Stoffwechsel ökonomisch ablaufen lassen und eine entsprechende gelassene Persönlichkeit. Beides bewahrt vor unnötigem Energieverbrauch. Andererseits haben diese Menschen vielleicht auch Lebensumstände vorgefunden, die es ihnen ermöglicht haben, ihre Lebensbatterie so lange leistungsfähig zu lassen. Genau darin liegt die Erklärung für die große Diskrepanz zwischen dem durchschnittlich erreichten Lebensalter von etwa 80 Jahren und dem biologischen Höchstalter von rund 120 Jahren. Dieser Unterschied, der in jedem Kulturkreis anders ausfällt, spiegelt ungefähr die durch die Lebensbedingungen hervorgerufenen Energieverluste wider. Auch wenn man sich seine Lebensumstände in bestimmtem Umfang selbst gestalten kann, so gibt es doch Einflüsse bzw. Lebensgewohnheiten, denen sich niemand entziehen kann oder möchte, z.b. Umweltverschmutzung, Zivilisationskost, Straßen- oder Industrielärm, aber auch (selbstgewählter) Stress durch Interkontinentalflüge, Abenteuerreisen, zu großen Ehrgeiz etc. All diese Faktoren fließen in die Energiebilanz ein.

Und dennoch: Sie entscheiden letztlich selbst über Ihre Lebensdauer. Sie selbst können den Gang ihrer biologischen Uhr bestimmen. Denken Sie bei allem, was Sie tun, daran, daß Ihr Akku mit Lebensenergie nur einmal gefüllt wurde. Sie können ihn nicht wieder auffüllen, aber dafür dosiert entleeren – eine Vorstellung, die sich leider nur sehr schwer mit der heute gängigen Konsumhaltung verträgt.

In den folgenden praktischen Kapiteln erfahren Sie alles über energiesparende Lebensweisen, die Sie auch tatsächlich im modernen Alltag praktizieren können. Damit können Sie den

Gang Ihrer Lebensuhr neu einstellen und so verhindern, dass Jugend und Vitalität schwinden. Auf den Erfolg Ihrer Bemühungen müssen Sie nicht bis an ihr nun in die Ferne gerücktes Lebensende warten. Bereits nach einiger Zeit werden Sie sich gesünder und vitaler fühlen und auch so aussehen. Energiesparen bedeutet nämlich nicht nur ein Gewinn von Lebensjahren, sondern auch weniger Verschleiß und Funktionsverlust der körpereigenen Strukturen. Ein Organismus, der energetisch gesehen nicht im »roten Bereich« lebt, verfügt über gute Gesundheitsreserven und wird so nicht gleich durch jeden Krankheitserreger schachmatt gesetzt. Es gelingt also, Leiden zu überleben, die für manchen Altersgenossen zur todbringenden Bedrohung werden können. Ein typisches Beispiel hierfür ist die Virusgrippe, die manchen älteren Menschen zum Verhängnis wird, von anderen aber durchaus erfolgreich bekämpft wird. Die Chance zum Sieg liegt hier allein in den körperlichen Reserven.

Energiesparen schlägt sich auch an Ihrem Aussehen nieder, denn das Äußere spiegelt immer den inneren Alterungsprozess wider. Sind die biologischen Strukturen weniger abgenützt, sieht man jünger aus und fühlt sich auch so, ist also nicht so »verbraucht«. Sie können durchaus 50 sein und sich wie 35 oder 40 fühlen. Und nur Ihr individuelles Empfinden und Befinden zählt, wenn es um das biologische und somit das »richtige« Alter geht. Das Datum der Geburtsurkunde ist dann eher von untergeordneter Bedeutung. Der Volksmund weiß das schon lange: »Man ist so jung, wie man sich fühlt.« Fangen Sie also sofort mit dem Energiesparen an, egal wie Sie bisher gelebt haben und wie »abgenutzt« Sie sich schon fühlen. Wenn Ihre Lebensuhr dann einige Zeit langsamer getickt hat, haben Sie bereits Lebensjahre gewonnen.

4

Wer Energie spart, lebt länger

Kostbares Gut: Die Batterie des Lebens!

Lange leben bedeutet also sparsam mit der genetisch zugestandenen Stoffwechselenergie umzugehen, die man gewissermaßen als Batterie in die Wiege gelegt bekommen hat. Leider ist es nicht möglich, die im eigenen Körper bereits abgelaufene Lebensenergie direkt zu messen und sich somit einen Überblick über die »Restladung« zu verschaffen. Es gibt zwar gewisse Anzeichen für einen fortgeschrittenen Energieverbrauch (siehe Test in Kapitel 9), aber die Wahrheit über die tatsächlich verbrauchte Menge lässt sich nicht ermitteln. Doch das ist auch gar nicht wichtig und würde vielleicht nur Verunsicherung und Verwirrung stiften. Wer möglichst lange vital bleiben möchte, für den gibt es nur eine Devise: Energie sparen!

Es geht deshalb darum, den inneren Energiehaushalt so ökonomisch wie möglich zu gestalten. Doch diese Erkenntnis ist nicht immer leicht umzusetzen.

Mit der ersten Teilung einer befruchteten Eizelle beginnt gleichzeitig eine Art innere Uhr anzulaufen, die auf ein maximal mögliches Lebensalter vorprogrammiert ist. Diese Uhr schlägt dabei nicht in den bekannten Zeiteinheiten, sondern – wie schon geschildert – in definierten Mengen von Energien, Herzfrequenzen, Atemzügen etc.

Nicht nur der Tod ist auf diese Weise vorprogrammiert, sondern auch die Dauer anderer Lebensabschnitte, also das Heranreifen des Fötus im Mutterleib, der Eintritt in die Pubertät, das Erwachsenwerden etc.

Während es nicht möglich ist, die innere Uhr anzuhalten oder gar abzustellen, kann man in gewissem Umfang Einfluss darauf nehmen, in welchem Takt sie schlägt. Das Stoffwechseltempo lässt sich drosseln, und dadurch wird die »Batterie des Lebens« nicht so schnell leer. Denn »Nachladen« ist nicht möglich.

Die Natur hat keine »Energietankstellen« vorgesehen, wohl aber den Menschen mit einem intuitiven Wissen über den schonungsvollen Umgang mit seinem Lebensakku ausgestattet. Dieses Wissen gilt es zu reaktivieren und auf das eigene Leben zu übertragen.

Voraussetzungen für ein hohes Lebensalter

Auch wenn man durch die eigene Lebensführung vor allem die Art und Weise des persönlichen Alterns beeinflussen kann, so gibt es doch einige grundlegende Faktoren, die man wenig bzw. überhaupt nicht beeinflussen kann.

Genetische Veranlagung

»Gute« Gene sind eine Grundvoraussetzung für ein langes Leben in Gesundheit. Für diejenigen, die in den zwei vorangehenden Generationen langlebige und gesunde Vorfahren hatten, stehen die Chancen gut, ebenfalls ein hohes Alter zu erreichen. Die Gene als Träger der Bau- und Betriebsanleitungen eines Organismus bilden den Rahmen, innerhalb dessen Alterungsvorgänge ablaufen. Gene sind die unveränderliche »Hardware« des Lebens. Sie bilden den Käfig, innerhalb dessen ein Organismus leben muss, ob er möchte oder nicht.

Die Lebensverlängerung durch »gute Gene« verglichen mit dem jeweiligen Durchschnitt beträgt etwa acht Jahre. Noch bedeutender ist jedoch der Einfluss der Gene auf das eigene Befinden in fortgeschrittenem Alter. Von vielen Altersleiden ist bekannt, dass sie eine genetische Komponente haben, z.b. Herz- und Kreislaufleiden, Starerkrankungen, Alzheimer etc. Gesundes Altern ist also auch ein Geschenk der Gene. Doch auch die beste Erbsubstanz kann in ihrer Wirkung durch eine »schlampige« Lebensführung wieder zunichte gemacht werden. Gute Gene erlauben zwar manche »Sünde«, sind aber kein Freibrief für Raubbau mit dem Körper.

Klima und Wohnort

Menschen, die in einem heißen oder feuchtwarmen Klima leben, werden nicht so alt wie die Bewohner von Gegenden mit gemäßigtem bis kaltem Meeresklima.

Ebenso sterben die Bewohner von Industriezentren, Slums und Dörfern mit einem hohen Anteil an landwirtschaftlicher Bevölkerung eher als die Einwohner von Kleinstädten oder Dörfern mit geringem Anteil an landwirtschaftlicher Bevölkerung.

Es handelt sich hierbei um ein statistisches Phänomen, sodass nicht genau festgelegt werden kann, welcher Faktor nun für das längere Leben ausschlaggebend ist. Vermutlich ist aber das Leben in einer Kleinstadt oder in einem Dorf beschaulicher und damit »energiesparender« als das in einer Großstadt.

Familienstand

Einfluss auf das persönliche Höchstalter hat auch die private Situation. Unverheiratete Männer verkürzen ihre Aussicht auf ein langes Leben um ganze zehn Jahre, bei den Frauen kostet das Single-Dasein immerhin noch 4,5 Jahre. Voraussetzung für das längere Leben ist wohl (obwohl das nicht eindeutig bewiesen ist!), dass die Paare zufrieden und in Harmonie miteinander leben. Diese Ergebnisse beziehen sich auf verheiratete Paa-

re. Sie dürften aber entsprechend auch für »Ehen ohne Trau-
schein« gelten.

Soziale Situation

Die Höhe des Einkommens spielt offensichtlich auch eine Rolle
beim Altwerden. So leben Menschen mit hohem Einkommen,
einem gesicherten Arbeitsplatz bzw. mit beruflicher Unabhängigkeit und einem ausgewogenen Rhythmus zwischen Arbeit
und Erholung länger als solche, die in Armut und einer ungesi-
cherten beruflichen Situation leben.

Relativ alt werden – überraschenderweise trotz großem Stress
– auch Freiberufler und Selbständige. Offensichtlich kompensieren hier das Gefühl der Macht und Unabhängigkeit und die dadurch ausgeschütteten »Glückshormone« (Endorphine) so manche ungünstige Folge der großen Arbeitsbelastung.

Neben dem Geschlecht und der üblichen genetischen Mitgift
haben auch andere, festgelegte Eigenschaften des Menschen
Einfluss auf sein Alter. Großwüchsige Rassen und Arten (also
eine *artbedingte*, nicht individuelle Körpergröße!) leben länger
als kleinwüchsige. Pro zehn Prozent Körpergewichtszunahme
(nicht durch Fettansatz, sondern *artbedingtes* Idealgewicht) erhöht sich die Lebensdauer um etwa ein bis zwei Prozent.

Bei den verschiedenen Konstitutionstypen leben Leptosome
(lange schmale Gliedmaßen, graziler Knochenbau, mager) im
Vergleich zu Pyknikern (rundliches Aussehen, zarter Knochenbau) und Athletischen bis zu 15 Jahre länger, obwohl wahrscheinlich intuitiv jeder dem fit und gesund aussehenden athletischen Menschen das höchste Lebensalter zuordnen würde.

Im richtigen Drehzahlbereich leben

Für die Geschwindigkeit des Stoffwechsels ist nicht nur die äußere Aktivität wichtig, fast noch entscheidender ist die innere

»Bewegung«. Durch Stress und die dadurch ausgeschütteten Hormone wird der Stoffwechsel so richtig angeheizt, sodass der Energieumsatz schneller erfolgt.

Stoffwechselexperten definieren Stress als eine Reaktion des Körpers auf außergewöhnlich starke seelische, körperliche oder geistige Anforderungen, auf Infektionen oder abnormale Situationen. Der Organismus muss hierbei alle verfügbaren Kräfte mobilisieren, um mit einer solchen Belastung fertig zu werden und verliert dabei – kurzfristig – sein normales physiologisches Gleichgewicht. Dieser Mechanismus ist seit Jahrtausenden im Erbgut einprogrammiert und ist eine Art Überlebensmechanismus, der in Zeiten höchster Gefahr ein Höchstmaß an Kraft und Energie bereitstellt. Blitzschnell werden alle Reserven das Körpers mobilisiert: Hormone (Adrenalin, Kortisol) werden ausgeschüttet, die Herztätigkeit nimmt zu, der Blutdruck steigt und die Bewegungen werden rasch und zielgerichtet, kurz: Die Stoffwechselflamme wird hochgeschaltet. Ist ein solcher Hochspannungszustand von kurzer Dauer, schadet er dem Körper nicht. Ist die Gefahr vorüber, schaltet das Gehirn das Notfallprogramm wieder ab und leitet eine Ruhe- und Entspannungsphase ein. Ist diese als angenehm empfundene Erschöpfung überwunden, befindet sich der Stoffwechsel wieder im Lot.

Ziehen sich aber solche Stresszustände über Wochen und Monate hin, leidet immer die Gesundheit. Stress bewirkt physiologische Veränderungen: schnelleres Atmen, erhöhter Wimpernschlag, Anspannung der Muskeln – im Prinzip sind wir vorbereitet, vor der Situation wegzulaufen, die uns unter Stress setzt. Das Ganze macht Sinn, wenn wir einem Auto ausweichen müssen, das auf uns zurast, aber in einer stressigen Besprechung oder vor einem nervigen Chef können wir nicht einfach davonlaufen.

Anders als bei unseren Vorfahren erfordert der Stress, dem wir heute ausgesetzt sind, in den wenigsten Fällen körperliche Aktivität. Im Alltag kommt es nur ganz selten vor, dass man um sein Leben rennen oder sich gegen einen Angreifer körperlich verteidigen muss. Das Gehirn kann aber zwischen »harmlosen« und lebensbedrohenden Reizen nicht unterscheiden, die programmierten physiologischen Veränderungen laufen immer in der gleichen Weise ab. Im heutigen Alltag kann also das aufgebaute Energiepotenzial nicht abreagiert werden, die biologischen Veränderungen dauern an: die Muskeln bleiben angespannt, Pulsfrequenz und Blutdruck bleiben erhöht und der Organismus wird weiterhin mit nicht benötigten Energieträgern (Fett und Zucker) überschwemmt. Und genau das macht diese Reaktion so unangenehm, ermüdend und in manchen Fällen sogar lebensbedrohend.

Folgen nun immer weitere Stressreize, ohne dass der Organismus sich abreagieren kann, so schaukelt sich dieser Prozess immer weiter hoch. Der Körper gerät so in einen Zustand ständiger Energiebereitschaft und funktioniert wie eine hyperaktive Alarmanlage: Bereits das Klingeln eines Telefons oder die Stimme des Chefs kann einen Schweißausbruch auslösen.

Das Leck in der Lebensbatterie

Es ist leicht vorstellbar, dass eine durch Stresshormone permanent auf die höchste Stufe geschaltete Stoffwechselflamme geradezu ein »Leck« in die Lebensbatterie reißt. Es wird unkontrolliert (Lebens-)Energie verheizt, ohne dass ein Mensch auch nur den geringsten Nutzen davon hätte.

Leichter verkraften kann man eine solche Stresssituation, indem man sich körperlich abreagiert, sich also Bewegung verschafft. Dadurch senkt man auch den Pegel an Stresshormonen.

Richtig dosiert, kann Stress durchaus positive Seiten haben, spornt er doch zu körperlichen und geistigen Höchstleistungen an. Er nimmt also nicht nur Kraft, sondern ist auch eine wichtige Quelle für Erfolgserlebnisse, Glücksempfinden und Zufriedenheit. Erst ein Zuviel wird zur Belastung für den Organismus. Doch der Schritt vom positiven zum negativen Stress erfolgt schleichend, oft merkt man erst zu spät, wann die individuelle Toleranzgrenze überschritten wurde. Damit es nicht soweit kommt, sollte man unbedingt einige Warnsignale beachten.

Stresssymptome – Vorsicht Energieverlust!

Wer längere Zeit unter den folgenden Symptomen leidet, sollte seinen Alltag genau auf Stressfaktoren hin analysieren. All diese Beschwerden können ein Warnzeichen dafür sein, dass Stress den Körper überlastet, vor allem wenn mehrere Symptome gleichzeitig auftreten:

- Angst, Depressionen und Unruhezustände
- Gereiztheit, Aggressivität, Verlust der Lebensfreude
- Schlafstörungen, Schlaflosigkeit und damit verbundene
- Erschöpfung und Müdigkeit
- nächtliche Alpträume
- Reizblase, Durchfall oder Verstopfung
- chronische Kopf-, Nacken- und Rückenschmerzen, verursacht durch Verspannungen der Skelettmuskulatur
- Anfälligkeit gegenüber Infektionskrankheiten (häufige Erkältungen)
- Spannungskopfschmerzen, Clusterkopfschmerzen, Herzklopfen
- Gewohnheitsänderungen (insbesondere verstärkter Konsum von Genussmitteln wie Alkohol, Kaffee, Zigaretten)
- Appetitlosigkeit oder exzessiver Appetit
- Prämenstruelles Syndrom, ausbleibende Periode
- nachlassende Konzentrationsfähigkeit, Gedächtnisstörungen

 Stresssymptome sind immer ein Anzeichen dafür, dass die Lebensuhr zu schnell tickt!

Das Leck beheben

Wer lange leben möchte, darf die Stressproblematik nicht auf die leichte Schulter nehmen. Beneidenswert sind jene Zeitgenossen, die mit einem so guten Nervenkostüm gesegnet sind, dass ihnen selbst der größte Stress nichts ausmacht. Doch die meisten Menschen leiden heutzutage unter den Anforderungen des Alltags. Vielfach werden dann Beruhigungs- oder Schlafmittel geschluckt, um Ruhe in den Körper einkehren zu lassen. Doch diese Ruhe ist trügerisch. Letztlich ist nur das Stresssymptom ausgeknipst worden. Unter der Oberfläche brodelt es und weitere wichtige Lebensenergie geht verloren.

Wer mit Stress richtig umzugehen lernt, macht sich ein Geschenk von unschätzbarem Wert: Lebensjahre! Und dieses Geschenk können nur Sie selbst sich geben!

Es gibt keine Patentlösung, wie man zu einem Leben ohne Stress gelangt. Jeder Mensch, der ein bisschen auf seinen Körper hört, weiß, wie er sich am besten vor diesem Kräfteräuber schützen kann. Ratschläge und Empfehlungen gibt es viele: Sie können ein gutes Buch über Anti-Stress-Programme lesen (siehe Literaturliste), einen Kurs zum Stressabbau besuchen oder eine Entspannungstechnik an der Volkshochschule erlernen. Was auch immer Sie sich aussuchen, wichtig sind Konsequenz und Ausdauer. Nur dadurch verlangsamen Sie den Takt Ihrer Lebensuhr.

Wenn Sie die Zeit für einen Kurs in Entspannung nicht erübrigen können (oder wollen) und auch keine Lust haben, entsprechende Bücher zu lesen, so probieren Sie die folgende, an jedem Ort durchzuführende und einfache Übung von Reverend Radha aus, einem in München lebenden Zen-Lehrer und Veranstalter von Anti-Stress-Seminaren. Reverend Radha hat diese Übung speziell für gestresste Berufstätige entwickelt und konnte erstaunliche Erfolge damit bewirken – vorausgesetzt die Betreffenden übten wirklich täglich.

Die Stressbremse des Reverend Radha

Setzen Sie sich aufrecht auf einen bequemen Stuhl, halten Sie die Augen halb geöffnet und tun Sie einfach nichts – 20 Minuten lang (Wecker stellen)! Nehmen Sie Ihre Umwelt und Ihre eigenen Gedanken war, lassen Sie sie – wie einen Vogel – vorbeiziehen und bewerten Sie sie nicht. Bei den ersten Versuchen wird Sie diese Übung sicher in Unruhe versetzen und die 20 Minuten werden zu einer sehr langen Spanne werden. Doch wenn Sie täglich (!) üben, werden Sie bald feststellen, dass Sie Ihr Alltag nicht mehr so viel Kraft kostet und Sie in vielen Situationen gelassener reagieren als bisher.

Mit den folgenden einfachen Tips können Sie Ihren Alltag stressfreier gestalten und den Takt Ihrer Lebensuhr verlangsamen:

1. Planen Sie regelmäßig »Atempausen« in Ihren Alltag ein. Kein Mensch kann mehrere Stunden ununterbrochen durcharbeiten. Verschaffen Sie sich Entlastung durch Entspannungs- und Atemübungen, einen kurzen Spaziergang oder eine Tasse Tee.
2. Finden Sie heraus, was Sie am schnellsten nach einem stressigen Tag oder Ereignis wieder ins Lot bringt, und tun Sie dies. Das kann z.B. Joggen, ein duftendes Bad, eine warme Tasse Tee, die Beschäftigung mit einem Hobby, Sex mit dem Partner, ein gutes Buch, Musik, ein Spaziergang mit dem Hund etc. sein; was auch immer – finden Sie heraus, was Ihnen gut tut und setzen Sie gezielt Ihre persönliche Stressbremse ein.
3. Achten Sie auf eine realistische Zeiteinteilung. Packen Sie nicht zu viele Termine in den Tag. Riskieren Sie lieber eine Auseinandersetzung mit Ihrem Chef, als dass Sie sich mit Arbeit und Terminen zuschütten lassen. Für die Ihnen entgangenen Lebensjahre können Sie niemanden haftbar machen. Wer wirklich effizient arbeiten möchte, der wird seinen Tag niemals mit Arbeit und Hektik vollstopfen.

4. Vermeiden Sie auch Freizeit-Stress, indem sie jede Minute Ihrer Zeit verplanen. Wer im Beruf stark gefordert ist, muss hier besonders auf eine sinnvolle Zeiteinteilung achten.
5. Treiben sie regelmäßig einen Ausgleichssport. Sie erhöhen damit Ihre Belastbarkeit für stressende Lebensumstände. Gleichzeitig senkt dosierte Bewegung den Pegel an Stresshormonen im Blut.

Am besten hält man es wie mit einem geliebten Auto. Fährt man im optimalen Drehzahlbereich, so bereitet das Fahrzeug lange Freude. Untertouriges Fahren kann dagegen die Lebensdauer des Wagens erheblich verkürzen, ebenso zu hohe Drehzahlbereiche. Der richtige Gang ist also entscheidend.

Entspannungstechniken und Atemübungen

Ver- und Anspannungen in Körper und Seele sind eine Hauptfolge von Stress. Muskeln verhärten (Alarmsignal Rückenschmerzen!), der Atemrhythmus wird ungleichmäßig, schnell und flach. Oft fällt auch der Vorgang des Atmens schon schwer. Verspannte Muskeln und falsches Atmen kosten unnötig Kraft. Man hat das Gefühl, an seinem Alltag zu ersticken.

Wer nicht mit solch guten Nerven gesegnet ist, dass er gelassen durch den Alltag gehen kann, der muss hier gezielt entgegensteuern, und zwar mit Entspannungstechniken und Atemübungen. Dies sind Übungen, mit deren Hilfe man lernt, seine Muskulatur bewusst wahrzunehmen, zu lockern und auch wieder richtig zu atmen. Richtiges Atmen ist eine unglaubliche Kraftquelle für den ganzen Körper. Wer den längeren Atem hat, dem fällt es auch leichter, sich gegen Stress und Hektik zur Wehr zu setzen.

Atemübungen

Atemübungen erlernt man am besten unter der Anleitung eines kompetenten Lehrers. Volkshochschulen und auch Fitnessstudios bieten hierzu entsprechende Kurse an. Generell sollte man behutsam mit den Atemübungen umgehen und es am Anfang nicht übertreiben. Derartige Übungen regen nämlich einzelne Organfunktionen ziemlich stark an.Wer jahrelang falsch, d.h. zu flach geatmet hat, kann zunächst Probleme (z.B. Hitzewallungen, Schlafstörungen) bekommen. Insbesondere Menschen mit Herzrhythmusstörungen, Asthma und Schilddrüsenüberfunktion sollten Atemübungen nur nach Rücksprache mit ihrem Hausarzt durchführen.

Wer es jedoch gelernt hat, richtig zu atmen, profitiert davon immer. Im Alltag hat er regelrecht den »längeren Atem«.

Eine einfache und gut verträgliche Atemübung ist die folgende »Stöhnübung«. Mit ihr kann man sich nach einem anstrengenden Arbeitstag oder Termin körperlich und seelisch wieder beruhigen und entspannen. Die Übung geht wie folgt:

Setzen Sie sich aufrecht auf einen Stuhl, beugen Sie dann den Oberkörper nach vorne und stützen Sie bei gestrecktem Rücken die Unterarme auf die Oberschenkel. Nun atmen Sie »riechend« ein, so als würden Sie an einem guten Parfüm schnuppern, und unter Stöhnen wieder aus. Erspüren Sie dabei die Atembewegung bis in den Rücken hinein. Beim Ausatmen lassen Sie innerlich wie äußerlich los. Das Ausatmen sollte länger als das Einatmen dauern, nach dem Ausatmen sollte eine kleine Atempause sein. Nach vier bis sechs derartigen Atemzügen atmen Sie vertieft aus und lassen »es« wieder einatmen. Dehnen Sie sich nun zum Abschluss und gähnen Sie. Sie werden sich erfrischt fühlen.

Es ist kein Wunder, dass die Zeitschriften heutzutage eine geradezu unglaubliche Fülle an entsprechenden Ratschlägen und Übungen präsentieren. Das wichtigste daran: Man muss es auch tun. Ganz gleich, ob Sie sich für Yoga, Tai Chi, Meditation, progressive Muskelentspannung, Atemübungen etc. entscheiden: Nur wer regelmäßig übt, wird auch den Erfolg spüren und langfristig gelassener durch den Alltag gehen. Und damit ist ein wichtiger, Lebensjahre verschlingender Faktor entschärft. Positive Nebenwirkung: bessere Gesundheit. Forscher sind sich nämlich einig, dass rund 70 Prozent aller Krankheiten stressbedingt sind.

Kleines Energiesparprogramm für die Organe

Es ist eine allgemein beobachtete Tatsache, dass die Organe mit fortschreitendem Lebensalter in ihrer Funktion nachlassen. Doch dieser Alterungsprozess ist keine Eigenschaft, die erst in den späteren Lebensjahren auftritt. Er beginnt bereits mit der Geburtsstunde. Im Alter zwischen 30 und 40 Jahren wird einem das Altern meist zum ersten Mal so richtig bewusst; vorher interessiert es kaum einen Menschen; auch treten jetzt in der Summe einige Alterserscheinungen auf, die zu Beschwerden führen oder äußerlich unangenehm auffallen, wie beispielsweise dünner und grauer werdende Haare, Falten, Nachlassen der jugendlichen Spannkraft usw. etwa ab dem 30. Lebensjahr nehmen praktisch alle Körperfunktionen ab.

Das Altern verläuft bei den verschiedenen Organsystemen zwar unterschiedlich schnell, ist aber im Grundsatz bei allen durch eine abnehmende Leistungsfähigkeit und mangelnde Fähigkeit zur Anpassung an äußere Bedingungen (z.B. Strahlung, Temperatur, Licht, Schall, chemische, mechanische, aber auch seelische Belastungen etc.) gekennzeichnet. Kommt nun noch eine zu hohe Arbeitsbelastung einzelner Organe dazu, so führt dies zwangsläufig zu einem schnelleren Verschleiß und damit zu schnellerer Alterung. Für den Körper wird es immer schwieriger, das innere Gleichgewicht aufrechtzuerhalten. Das schwächste lebenswichtige Organ wird letztlich den Todeszeitpunkt des biologischen Systems bestimmen. Organismen sterben somit eigentlich nicht, sie hören einfach auf zu existieren. Eine gewisse Grundaktivität ist für alle Organsysteme jedoch notwendig, um in Übung zu bleiben. Der Mensch ist nicht auf Trägheit und Inaktivität programmiert. Es gilt, einen vernünftigen Kompromiss zu finden. Die folgenden Hinweise sind eine Anleitung, wie man seine Organe schonen und pflegen kann.

Die *Haut* ist vielleicht das Organ, das als wichtigstes äußerstes Altersmerkmal dienen kann. Sie verrät geradezu peinlich entlarvend das Alter eines Organismus. Mit fortschreitenden Lebensjahren wird die äußere Schutzhülle eines Menschen dünner und faltiger. Sie verliert an Elastizität, da das Netzwerk elastischer Fasern, das die junge Haut wie Gummibänder durchzieht, zusammenbricht. Das hat seine Ursache unter anderem darin, dass die Bindegewebsmoleküle vernetzen, feste Bindungen ausbilden und der Wassergehalt geringer wird. Die Fettpolster in der Unterhaut gehen verloren, was das Gesicht nicht mehr so prall und frisch wie bei einem Kind aussehen lässt. Die Haut wird auch durch die Atrophie (das Schwinden) zahlreicher Zellen dünner. Es kommt ferner zu einer vermehrten unkontrollierten und ungleichmäßigen Einlagerung des körpereigenen Sonnenschutzpigments Melanin und damit zu den immer unerwünschten braunen Altersflecken. Daneben gibt es noch Ablagerungen von Lipofuszingranula, Hauteinlagerungen, die aus Eiweiß und Cholesterin bestehen und ebenfalls braune Flecken bilden.

All diese Alterssymptome der Haut werden durch Sonneneinstrahlung stark beschleunigt. Die UV-Strahlung im Sonnenlicht bewirkt, dass sich die Hautzellen schneller teilen und somit auch schneller ins Alter kommen. Die Strahlung erhöht also den Takt der Zellteilung und treibt damit die Alterungsuhr an. Körperteile, die das ganze Jahr hinweg bedeckt sind, zeigen weniger Alterserscheinungen. Häufiges Sonnenbaden führt zu einem häufigen Wechsel der Hautschichten. Jugendlich sportlich gebräunte Haut mag in jungen Jahren gut aussehen; man bezahlt später aber mit einer vorschnellen Alterung für derartigen Leichtsinn. Wie bereits erwähnt, können sich die Zellen nur ein begrenztes Mal teilen. Sprödigkeit und Falten stellen sich gerade nach exzessiven Sonnenbädern in der Jugend extrem schnell ein und sind dann in späteren Jahren ein großes Problem. Meistens wird das Ganze dann noch auf die Spitze getrieben: Durch eine Abschälkur (Peeling) wird versucht, rasch wieder eine neue und zarte Hautschicht hervorzuzaubern, aber die Haut altert dadurch noch schneller, da die Zellteilung immer weiter angeregt wird. Im Interesse einer verzögerten Hautalterung ist vor allem auf eine dosierte Sonnenbestrahlung und einen vernünftigen Umgang mit Kosmetika (siehe Kapitel 6) zu achten.

Faktoren, die die Hautalterung beeinflussen

Die Alterung der Haut ist ein vielschichtiger, durch verschiedene Faktoren gesteuerter Prozess

1. Chronologische Prozesse: Zeitalterung, Verlust der Teilungsfähigkeit
2. Genetische Faktoren: Altersflecken, Warzen
3. Umwelteinflüsse: Sonnenlicht, Chemikalien, Putzmittel
4. Zusatzfaktoren: Rauchen, Alkohol, Ernährung, Schlafmangel, Medikamente

Auch die *Verdauungsorgane* arbeiten mit fortgeschrittenem Lebensalter langsamer. So wird die Leber schlechter durchblutet und produziert weniger Verdauungssaft. Parallel dazu nimmt auch die Fähigkeit der Leber ab, bestimmte Fremdstoffe aus dem Blut herauszufiltern. Diese »Leber-Clearance«-Rate sinkt, weil weniger Enzyme zur Verfügung stehen. Auch Magen und Darm produzieren weniger Verdauungssäfte. Daher entlastet eine ausgewogene, unbelastete und gut verdauliche Ernährung die Verdauungsorgane. Eine vernünftige Ernährung bedeutet, dass Lebensmittel so wenig wie möglich bearbeitet werden, dass keine leeren Kalorienträger, z.b. Süssigkeiten, Weißmehlprodukte, Limonaden etc. auf den Tisch kommen, dass ferner reichlich Obst, Gemüse, Kräuter und Kartoffeln verwendet werden und der Speiseplan abwechslungsreich gestaltet wird. Wichtig ist ferner eine ausreichende Eiweißzufuhr. Der Fleischverzehr ist einzuschränken, stattdessen sind Eiweißlieferanten wie Getreide, Vollkornprodukte, Nüsse oder Milchprodukte zu bevorzugen.

Die *Muskulatur* ist mit einem Anteil von etwa 40 bis 50 Prozent am Gesamtorganismus das größte Organ des Menschen überhaupt. Sie dient der Bewegung, Haltung, Gestik und Mimik des Körpers. Im Zusammenspiel all dieser nach außen wirksamen Faktoren bestimmt die Muskulatur ganz wesentlich das altersabhängige Erscheinungsbild und die Persönlichkeit eines Individuums. Alterserscheinungen sind hier also besonders auffällig.

Mit fortschreitendem Lebensalter vermindert sich die Muskulatur. Die Muskelfasern, die die Muskulatur aufbauen, gehen in ihrer Zahl mit dem Alter deutlich zurück. Sie gehen verloren und verkürzen sich. Zum Teil werden sie durch funktionsunfähiges Bindegewebe oder durch Fett ersetzt. Neue Zellen werden nicht gebildet, da die Zahl der Muskelzellen festgelegt ist und die Muskelzellen sich später nicht mehr teilen können. Bis zum etwa 70. Lebensjahr hat sich die Muskelmasse im Vergleich zum 20-Jährigen im Mittel um etwa 30 Prozent reduziert, wobei es zwischen den einzelnen Muskeltypen erhebliche Unterschiede gibt. Der Muskeldurchmesser und das Verhältnis unterschiedlicher Muskelfasertypen zueinander kann, bezogen auf 100 Prozent beim 20-Jährigen, auf rund 55 Prozent beim 100-Jährigen abfallen. Die Muskelkraft nimmt bis zum 65. Lebensjahr um etwa 20 bis 40 Prozent ab. In der Summe aller Muskelleistungen hat der Mensch seinen Höhepunkt ungefähr in einem Alter von 25 bis 30 Jahren erreicht. Dann sinkt dieser Wert kontinuierlich mit dem Alter ab. Mit 70 liegt sein Wert beim Mann nur noch bei etwa 70 Prozent, bei der Frau bei 65 Prozent des Maximalwerts. Die Reaktionszeit des

Muskels nimmt altersabhängig ebenfalls stark ab. Beim etwa 70-Jährigen liegt sie rund 50 Prozent unter der eines 20-Jährigen. Außerdem klappt die Koordination zwischen Muskulatur und Nervensystem nicht mehr so geschmeidig wie in der Jugend. Alte Menschen haben deshalb weniger elegante und weniger fließende Bewegungen im Vergleich zu jungen Menschen. Durch regelmäßige, dosierte sportliche Betätigung – bereits in früheren Jahren – lassen sich diese degenerativen Veränderungen der Muskulatur im Alter abmildern.

Auch die *Herz- und Kreislauffunktionen*, die im Alter ebenfalls nachlassen, können durch regelmäßiges sportliches Training fit gehalten werden. Das Herz zeigt in seiner Größe eine deutliche Altersabhängigkeit. Beim 20-Jährigen liegt das Gewicht bei etwa 260 bis 280 Gramm. Es nimmt bis ins Alter von 50 bis 60 Jahren auf etwa 310 bis 350 Gramm zu, um danach wieder ganz dramatisch bis auf 220 Gramm abzunehmen. Der Blutdruck steigt mit dem Alter an, was vermutlich mit der Arteriosklerose zusammenhängt, wodurch die Blutgefäße weniger elastisch und eng volumiger werden und damit indirekt der Druck steigt. Auch die Lungenfunktion ist mit zunehmendem Lebensalter eingeschränkt. So lassen sowohl die Leistungsfähigkeit als auch die Dehnbarkeit der Lunge nach. Es passt weniger Luft in die Lunge, und weniger Sauerstoff wird in den Körper transportiert. Auch hier ist dosierte sportliche Betätigung an frischer Luft das beste Mittel für eine Steigerung der Leistungsfähigkeit von Herz, Kreislauf und Lungen.

Die *Sinnesorgane* sind im Alter ebenfalls nicht mehr in gleichem Masse funktionsfähig. Das Auge verliert zunehmend die Fähigkeit zum guten Sehen in der Nähe, ein Prozess, der sich meist zwischen 40 und 50 Jahren als Alterssichtigkeit bemerkbar macht, aber schon im Alter von 10 Jahren einsetzt. Die Augenlinse wird unelastischer, und damit nimmt die Fähigkeit ab, nahe Objekte scharf abzubilden. Die Linse wächst kontinuierlich, ohne altes Gewebe abzustoßen. Schicht um Schicht verdickt sie sich schließlich zu einem starren Gebilde. Die Linsenfasern verändern ihre Struktur und färben sich gelblich. Die Linse wird dadurch undurchsichtiger. Auch die Anpassung an plötzliche Hell-Dunkel-Wechsel ist erschwert, da die Pupillen langsamer reagieren. Sie können sich im Dunkeln nicht mehr so weit öffnen. Das Gesichtsfeld und die Tiefenwahrnehmung sind ebenfalls eingeschränkt.

Ebenso lässt das Hörvermögen im Laufe des Lebens nach. Vor allem höhere Töne werden zunehmend schlechter wahrgenommen. Wichtigste Ursache ist wahrscheinlich der Verlust an Hörzellen im Innenohr. Sie registrieren normalerweise die Schallwellen und vermitteln sie über Nervenzellen an das Gehirn. Geruch und Geschmack werden mit zunehmendem Alter ebenfalls schwächer. Obwohl diese Sinnesorgane im Vergleich zum Auge in der Einschätzung der meisten Menschen einen recht geringen Wert haben, bedeutet ihr Verlust dennoch einen bedeutenden Einschnitt für alte Menschen. Nicht selten können vermindert leistungsfähige Geruchs- und Geschmacksnerven zu Fehlernährung oder zu Altersappetitlosigkeit führen. Im Laufe des Lebens nimmt die Zahl der menschlichen Geschmackszellen von 8 000 bis 12 000 auf 2 000 bis 3 000 ab. Die Zahl der Geschmacksknospen reduziert sich von 245 (bei 10- bis 20-Jährigen) über 208 (bei 45-Jährigen) auf 88 (bei 65-Jährigen).

Die Funktion der Sinnesorgane lässt sich nicht so direkt trainieren wie etwa das Herz, den Kreislauf oder die Muskulatur. Hier hilft eher Schonung und gute Pflege. Für ein einwandfreies Funktionieren dieser wichtigen Organe ist eine ausgewogene Ernährung wichtig, sodass sie über das Blut mit allen wichtigen Nährstoffen versorgt werden. Ferner sollte man seine Sinnesorgane vor einer zu hohen Reizüberflutung (z.B. Lärm, exzessives Fernsehen etc.) schützen.

Gehirn und Nervensystem zeigen sehr auffällige Funktionseinschränkungen mit fortschreitendem Lebensalter. Die Masse des Gehirns nimmt mit dem Alter etwas ab. Ein 20-Jähriger hat eine mittlere Gehirnmasse von etwa 1 400 Gramm, ein 60-Jähriger nur noch eine von im Mittel etwa 1 335 Gramm. Der Grund: Einmal verloren gegangene Nervenzellen können nicht mehr ersetzt werden. Sie wachsen nicht mehr nach. Dieser Verlust betrifft nicht alle Hirnbereiche in gleicher Weise. In manchen Großhirnarealen kann er jedoch bis zu 30 Prozent ausmachen. Der Anteil der grauen Hirnsubstanz (das sind allein die Körper der Nervenzellen, Anteil am Gehirn etwa 48 Prozent) am Schrumpfungsprozess des Gehirns ist dabei wieder nur halb so groß wie der Anteil der weißen Gehirnsubstanz (Nervenleitungsbahnenaxon). Dies bedeutet, dass außer der Zahl der Nervenzellen auch die Zahl der Nervenfasern beträchtlich sinkt. Weiterhin lagern sich mit fortschreitendem Alter vor allem Lipofuszine (Pigmentanhäufungen) in den Nervenzellen ein, was zu den sogenannten senilen Plaques (Ablagerungen von Zellbestandteilen) führt. Auch nimmt die Versorgung und Durchblutung durch das Kapillarsystem langsam aber deutlich ab. All diese Veränderungen bewirken unter anderem Altersvergesslichkeit, Persönlichkeitsveränderungen im Alter, mangelnde Anpassungsfähigkeit, Begriffsstutzigkeit und Altersstarrsinn. Doch gerade die Gedächtnisfunktionen lassen sich sehr gut trainieren. Durch regelmäßige geistige Betätigung kann man sein Denkorgan bis ins hohe Alter fit und leistungsfähig erhalten. Ferner ist auch bekannt, dass das Stresshormon Kortisol das Absterben von Hirnzellen fördert. Wer zusätzlich noch Kortisonpräparate einnimmt (diese werden oft unnötigerweise verschrieben), tut seinem Denkorgan nichts Gutes.

Übrigens: Die Tatsache, dass Nervenzellen nicht mehr nachwachsen können, ist keinesfalls ein »Fehler« der Evolution. Eine wesentliche Aufgabe des Nervensystems ist das Speichern, Abrufen und Verarbeiten von Informationen (Gedächtnisbildung). Diese Aufgaben werden durch den Aufbau von Verschaltungen von Nervenzellen untereinander gelöst. Durch eine sehr große Zahl solcher Verschaltungen entsteht ein unvorstellbar komplexes Netzwerk, das Informationen speichern und wiedergeben kann. Würden die Zellen unendlich wachsen, entstünde rasch ein »Informationschaos«, die gespeicherten Inhalte würden verzerrt oder gar »unleserlich«. Gegen krankheits- oder unfallbedingte Verluste von Gehirnzellen in der Jugendphase hat der Organismus jedoch vorgesorgt. Es gibt im Gehirn große Bereiche, die »leer« sind, deren Zellen also keine offensichtliche Funktion haben. Sie können die Aufgaben zerstörter Nervenzellen übernehmen und Gedächtnisinhalte speichern. Auffällig ist, dass mit dem Alter komplexere Hirnleistungen nachlassen; im Extremfall geht dies bis zum völligen Verfall geistiger Fähigkeiten. Im Vergleich zur vollen Leistungsfähigkeit beim Jugendlichen liegt die Chance, auch Mitte 70 noch perfekt denkfit zu sein, bei knapp 15 Prozent, bei Frauen sogar noch darunter. Der US-Psychologe Schaie hat ab 1959 über 35 Jahre lang mehr als 5 000 Frauen und Männer beobachtet, die zu Beginn der Studie alle zwischen 40 und 50 Jahre alt waren. Sie mussten im Laufe ihres Alterns regelmäßig denselben, standardisierten Hirnleistungstest durchführen. Bezogen auf die dort gestellten Aufgaben beginnt bei den meisten Probanden der geistige Abbau ganz allmählich, subjektiv kaum merklich,

Abbildung 7:
Test zur Hirnleistung

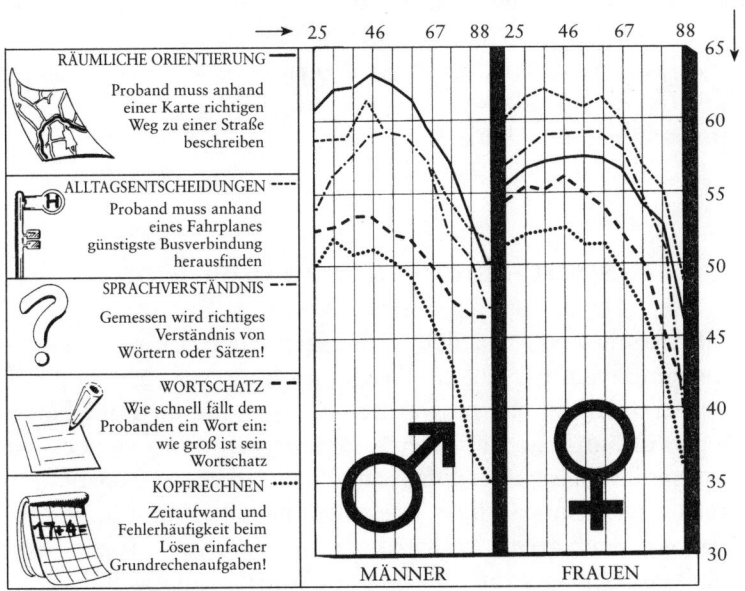

Altersabhängige Veränderungen verschiedener komplexer Hirnleistungen bei Mann und Frau

etwa ab dem 65. Lebensjahr. Vom 75. Lebensjahr an beschleunigt sich der Niedergang der Denkleistung geradezu rapide, und mit 80 Jahren ist die Hirnleistung bei den meisten nur noch halb so gut wie 35 Jahre zuvor.

Der Funktionsniedergang der Hirnleistung lässt sich durch geistiges Training stark vermindern. Probanden, die regelmäßig geistige Stimulationskurse absolvierten, erzielten mit 70 Jahren noch die gleichen Testergebnisse wie im Alter von 60 Jahren. Auch gab es 80-Jährige mit hervorragend arbeitendem Gedächtnis. Wer also lange geistig rege bleibt, erhält sich auch lange Zeit seine geistigen Fähigkeiten. Besonders leistungsfähig blieben Ehepaare, bei denen beide Partner »gescheit« waren, sowie Einzelpersonen, die sich intelligent, inspirierend und intuitiv zeigten. Solche geistig »Fitten« pflegten häufig auch sonderbare Gewohnheiten, hatten überspannte Vorlieben, waren kontaktfreudig und lehnten ein Durchschnittsleben ab. Ferner sind sie gleichzeitig gerne »bereit«, ihren umgebenden Personenkreis zu dominieren. Schlechte Karten bezüglich ihres altersbedingten Leistungsabfalls haben lethargische Personen, die – wie aus einem *Spiegel*-Artikel zitiert – »ihr Leben lang träge vor sich hinsalzen, wie der Hering im Fass«, und die gegen ihren Willen im Altersheim landen.

Sport – Jungbrunnen oder Mord?

Nun könnte man aus den vorherigen Ausführungen den nahe liegenden Schluss ziehen, dass es im Interesse einer hohen Lebenserwartung sinnvoll wäre, sich betont auf die faule Haut zu legen und möglichst keine Bewegung mehr zu machen. Diese Vorstellung lässt allerdings außer Acht, dass die meisten unserer Organe ein ständiges Training, ja sogar eine ständige Belastung brauchen, um nicht zu verkümmern und länger jung zu bleiben. Und so kann z.B. Bewegungsarmut mit sich daraus ergebender Kreislaufschwäche die Lebenserwartung drastischer reduzieren, als wenn man durch regelmäßiges Bewegungstraining seinen Kreislauf fit hält, obwohl man dabei etwas von der kostbaren Lebensenergie verbraucht. Am besten stellt man sich sein persönliches Energiesparprogramm selbst zusammen. Wer den ganzen Tag körperlich arbeitet, kann am Abend guten Gewissens die Füße auf den Tisch legen und ein Buch lesen. »Schreibtischtätern« empfiehlt sich als Ausgleich entspanntes Joggen oder Rad fahren nach Büroschluss. Bewegung baut nämlich die Stresshormone ab, die sich während geistiger Anspannung bilden und das Feuer im Körper kräftig anheizen. Sportarten, die das vegetative Nervensystem dämpfen (den Motor der inneren Unruhe), wie Golfspielen, Wandern oder Langlaufen, sind besser als Leistungssport.

Organe brauchen Training

Ein geeignetes körperliches Training kann sehr wohl in funktioneller, aber auch psychischer Hinsicht den altersbedingten Veränderungen entgegen wirken. Es gibt eine Reihe sehr gut dokumentierter positiver Wirkungen auf praktisch alle wichtigen Organe und Funktionsabläufe im menschlichen Körper, soweit Sport in vernünftigen Rahmen betrieben wird. Beim Herz-Kreislauf-System kommt es zu einer Verlangsamung des Herzschlags, einer Verlängerung der Durchblutungszeit des Herzens, einer Verringerung des Sauerstoffbedarfs des Herzmuskels, einer beschleunigten Erholung nach Belastung, einer Erhöhung des gesamten Blutvolumens und einer Verbesserung der gesamten Sauerstoffversorgung. Die Muskulatur wird durch dosierte Bewegung gekräftigt und gestärkt und ihre Widerstandskraft gegenüber Ermüdung und Erschöpfung gestärkt. Die Atmung wird tiefer, sie bekommt eine niedrigere Frequenz, die Lunge wird besser durchblutet und die Atemarbeit nimmt ab. Auch auf den Stoffwechsel hat moderat betriebener Ausdauersport eine überaus gesunde Wirkung: Der Cholesterinspiegel wird gesenkt, Harnsäurebelastungen im Blut verringern sich, die inneren Drüsen werden angeregt und die einzelnen Organe werden besser durchblutet. Das Immunsystem wird stimuliert, die Abwehrkräfte werden gestärkt und sogar eine gewisse Krebsprophylaxe lässt sich dadurch erzielen. Im psychischen Bereich werden aufgestaute Aggressionen und angehäufte Stresshormone besser abgebaut.

Vorsicht Leistungssport!

Wissenschaftler warnen jedoch vor exzessivem Training und Hochleistungssport. Wie viele junge Kunstturnerinnen werden im Kindesalter schon zu Krüppeln trainiert. Ihre Gelenke werden abgenutzt, überdehnt und sind somit im Alter von 15 Jahren schon extrem gealtert. Ein überzüchtetes, zu großes Sportlerherz, das zudem hohe Einlagerungen von Alterspigmenten zeigt, macht vielen Sportlern im höheren Alter, wenn sie ihren Leistungssport nicht mehr betreiben, größte Schwierigkeiten. Mediziner vom Max-Planck-Institut für Psychiatrie haben auch gezeigt, dass exzessives Laufen unmittelbar der Gesundheit schaden kann. So ist beim Marathonläufer der Kortisolspiegel im Blut gegenüber normalen Personen ständig erhöht. Ihr Blutbild entspricht dem eines depressiven Patienten. Nach Ansicht der Experten verändert Kortisol den Stoffwechsel im Gehirn, die geistige Potenz sinkt und es setzt ein frühzeitiger Alterungsprozess ein. Untersuchungen in den USA an der Stanford University School of Medicine haben tatsächlich gezeigt, dass zu starkes körperliches Training die positiven Effekte des vernünftigen Trainings wieder aufheben kann. Sie untersuchten in den 60er Jahren rund 17 000 Absolventen der Harvard University im Alter von 35 bis 74 Jahren. Es zeigte sich, dass die Sterberate bei Männern, die wöchentlich etwa 8 500 Kilojoule durch Sport verbrauchten (ca. 4 Stunden leichtes Jogging) fast um ein Drittel niedriger lag als bei denjenigen, die sich kaum oder gar nicht sportlich betätigten. Wenn allerdings mehr als 14 700 Kilojoule wöchentlich für Sport aufgewandt wurden, konnte das zu Schädigungen führen, die die Vorteile der körperlichen Anstrengung aufhoben oder gar ins Gegenteil verkehrten. Gerade Hochleistungssportler fordern ihren Körper oft genug bis an die Grenze der Leistungsfähigkeit. Um die dabei auftretenden Schmerzen, die der Körper als Alarmsignal im Sinne eines Aufhörens an das Bewusstsein sendet, zu eliminieren, betäuben die Nervenzellen über körpereigene Rauschgifte (Endomorphine) die Schmerzempfindung. Viele werden geradezu süchtig nach diesem durch die Endomorphine hervorgerufenen Gefühl und suchen deren Wirkung in noch exzessiverem Training. Das High, dieser Rausch der Seligkeit nach einem Marathonlauf, ist deshalb weniger ein medizinisch sinnvoller und wünschenswerter Ausdruck von innerer Befriedigung über das gesundheitlich Erreichte als vielmehr eine Sucht nach dem Endomorphinrausch, der nachgewiesenermaßen auch komplexe Gedankengänge und das Wahrnehmungsvermögen blockiert. Manche Autoren sehen deshalb in der ganzen Fitnesswelle auch nur einen raffinierten Versuch, Gesundheit zu vermarkten.

Sport – ja, aber richtig

Und dennoch, Sport hat, richtig ausgeführt, positive Effekte auf Gesundheit, Alter und Altern. Was ist aber nun richtiger Sport? Im Rahmen der Gesundheits- und Altersvorsorge sollte nicht die sportliche Leistung als solche im Vordergrund stehen. Sport sollte also nicht als Leistungsanreiz oder Leistungsbestätigung verstanden werden. Die sportliche Belastung muss sich aus dem gesundheitsbetonten Training motivieren und mit Freude und Spaß ablaufen. Dazu reicht es, etwa 20 bis 40 Prozent über das normale tägliche Aktivitätsmaß hinaus zusätzlich aktiv zu sein. Die Aktivität sollte sich zudem an der jeweiligen Tagesform und auch der persönlichen Lust und nicht an einer vorgegebenen Fitnesstabelle orientieren, die jeden Tag mehr abverlangt. Der Gesichtspunkt der Freiwilligkeit, des leichten Abdienens ist gefragt, nicht zwanghafte Abarbeitung einer vorgegebenen Leistungsnorm, die heute fällig ist. Es ist ganz normal, sich nicht jeden Tag gleichermaßen fit und aktiv zu fühlen. Die körperliche Leistungskurve zeigt Höhen und Tiefen.

Ebenso ist eine gleichmäßige Beanspruchung aller Körperteile, also kein einseitiger Sport, anzustreben. Drei bis vier Trainingstage pro Woche mit jeweils 30 bis 60 Minuten sind völlig ausreichend. Dazwischen etwas Gymnastik von 5 bis 10 Minuten ist eine gute Ergänzung. Wer zwischen sportlichem Wandern, Dauerlaufen, Radfahren, Schwimmen und Gymnastik wechselt, hat ein abwechslungsreiches Übungsprogramm, das umweltschonend, preisgünstig, familienfreundlich und dennoch äußerst gesund ist. Wer sich den Modezwängen der Sportindustrie entziehen kann, sich auf sein eigenes Körpergefühl verlässt und dem eigenen Verstand erlaubt, vernünftig mitzureden, kann kaum etwas falsch machen.

Wer jedoch risikoreiche und erschöpfende Sportarten liebt und absolut nicht auf sie verzichten möchte, der kann durchaus dabei bleiben; er sollte sich aber bewusst sein, dass er Lebensenergie opfert, dafür aber viel Freude und Spass gewinnt. Jeder muss hier für sich selbst Bilanz ziehen.

Sportarten, die den Körper trainieren und nicht zu viel Lebensenergie kosten

Es gibt Sportarten, bei denen das Verhältnis von Gesundheitsgewinn und Energieverbrauch sehr günstig ist. Diese sollten bevorzugt ausgeübt werden. Dazu gehören:

Badminton	Radfahren
Dauerlauf (Joggen)	Reiten
Fechten	Schwimmen
Golfspielen	Tanzen
Gymnastik	Tischtennis
Kegeln/Bowling	Wandern
Langlauf	

Aber auch hier gilt: Im Übermaß betrieben, kann auch eine solche Sportart zu Kräfteverschleiß führen

So verlängern Sie direkt Ihr Leben

Für einen Menschen ist es unmöglich, sich ein Krokodil oder eine Schildkröte zum Vorbild zu nehmen und Energieeinsparung durch Trägheit zu praktizieren (Ganz ehrlich: Wem würde ein solches zwar langes, aber doch sicher unendlich langweiliges Leben im Zeitlupentempo schon Spaß machen?). Auch ist es nicht möglich, sich aus der heutigen Lebensweise komplett auszuklinken. Doch mit ein paar einfachen Verhaltensregeln ist es möglich, sich Lebensjahre zu schenken, ohne auf den Lebensgenuss verzichten zu müssen.

Schlafen Sie ausreichend!

Schlaf ist der körpereigene Jungbrunnen schlechthin. Es ist die von Natur aus in jeden Organismus einprogrammierte Erholungsphase, damit sich die Leistungsreserven und die Lebensenergie nicht zu schnell erschöpfen. Es ist der Vorgang, der den ganzen Organismus wieder mit Kraft und Energie versorgt und vorzeitigen Verschleißerscheinungen vorbeugt. Während wir schlafen, wird Gewebe repariert, Heilungsprozesse laufen ab, Organe und Zellen werden mit Brennstoff versorgt und alte Zellen werden durch neue ersetzt. Ferner werden das Immunsystem, Hüter der Gesundheit, wieder »nachgerüstet« und das Gehirn »nachgeladen«. Schlaf stillt also das Ruhebedürfnis des ganzen Körpers.

Wesentlich für die Erholungsfunktion der Nachtruhe ist nicht nur eine ausreichende, individuell unterschiedliche Dauer von etwa sechs bis neun Stunden; auch die Schlafqualität muss stimmen. Während der Nachtruhe laufen verschiedene Schlafperioden ab, deren Dauer und Tiefe in den Morgenstunden abnimmt. Es wechseln sich Tiefschlaf- und Traumschlafperioden ab. Die Tiefschlafphase wird in einer normalen Nacht etwa alle 90 Minuten erreicht. Es ist die tiefste Schlafphase. Daran schließt sich der Traumschlaf an. Er ist an den raschen Augenbewegungen des Schläfers erkennbar (REM-Schlaf, Rapid Eye

Movement). In der frühen Nacht dauert dieses Stadium etwa fünf Minuten, gegen Morgen kann es bis zu einer Stunde anhalten. Beim Träumen sinkt der Muskeltonus drastisch ab. Weckt man den Schläfer, so dauert es eine Weile, bis die Muskeln wieder auf die Nervensignale reagieren und sich koordiniert bewegen lassen.

Gesteuert wird dieses nächtliche Muster durch verschiedene Hormone, insbesondere Melatonin, Dehydroepiandrosteron, Wachstumshormon und Kortisol. Dieser REM-Schlaf ist für das Gehirn eine Art Sicherheitsventil. Es ist in dieser Phase sehr wach und verarbeitet tagsüber eingegangene Reize zu einem oft recht bizarren Muster. Bei Traumentzug (z.B. durch Schlaftabletten!) ist die natürliche Erholungsfunktion des Schlafes gestört. Nur wenn der Schlaf ein alternierendes Muster aus Traum- und Tiefschlafphasen aufweist, wirkt er erholend.

Beim älteren Menschen geht nicht nur die Menge des Gesamtschlafes zurück, es verschiebt sich auch der Anteil der verschiedenen Schlafphasen zueinander. Der Tiefschlaf wird immer weniger, während ein leichtes Schlafstadium über die Hälfte der im Bett verbrachten Zeit einnimmt. Auch kommt es zu verstärkten Ein- und Durchschlafschwierigkeiten. Viele ältere Menschen schlucken daher regelmäßig starke Schlafmittel. Eine biologisch sinnvolle Möglichkeit für den älteren Menschen, aber auch für jeden Menschen mit schweren Schlafproblemen, ist die kontrollierte Einnahme des natürlichen Schlafhormons Melatonin (siehe Kapitel 6). Selbstverständlich sollten aber immer die Ursachen einer Schlafstörung erforscht und behoben werden.

Wer regelmäßig ausreichend und tief schläft, verheizt seine Lebensenergie nicht so schnell, bleibt länger jugendlich und vital und ist im Allgemeinen gesünder. Menschen, die schlecht schlafen, altern meist vorzeitig.

Auch ein Mittagsschlaf ist eine gute Möglichkeit, den Organismus wieder aufzutanken und zu regenerieren. Es gilt die Faustregel: 20 Minuten Schlaf nach dem Essen spart eine Stunde Nachtruhe ein.

Schlafstörungen sind immer ein Zeichen dafür, dass in der inneren oder äußeren Umgebung Bedingungen aufgetreten sind, die gesundes Schlafen verhindern. Die Ursachen sollten unbedingt erforscht und bekämpft werden.

Investitionen in den guten Schlaf lohnen sich immer, sei es der Kauf einer neuen Matratze oder die Untersuchung beim Arzt. Wer jede Nacht gut und tief schlafen kann, der verfügt über den besten Jungbrunnen, den es gibt und jemals geben wird, nämlich den Jungbrunnen der Natur. Nicht nur das Altern wird verzögert, auch Gesundheit und Aussehen profitieren davon.

Ursachen für Schlafstörungen

Folgende Faktoren können die Nachtruhe beeinträchtigen und den Schlaf rauben:

- schlaffeindliche Umgebung (Schlafzimmer zu laut, zu warm, zu hell oder zu kalt; Matratze zu hart oder zu weich)
- seelischer Stress und seelische Probleme
- Aufregungen und Sorgen
- opulente Mahlzeiten, Kaffee, Nikotin oder Alkohol vor der Nachtruhe
- Jetlag nach Interkontinentalflügen, Schichtarbeit
- Wohn- und Umweltgifte
- elektromagnetische Felder (Fernseher, Digitaluhr, Handy etc. im Schlafzimmer)
- zu große körperliche Erschöpfung
- Appetitzügler, koffeinhaltige Grippe- und Schmerzmittel
- Erkrankungen von Herz, Kreislauf, Atmungs- und Verdauungsorganen, Schilddrüsenfunktionsstörungen
- Vitamin- oder Mineralstoffmangel
- beginnende Demenz oder Alzheimer

Wer dem Leben mehr Stunden abgewinnen möchte, indem er seine nächtlichen Ruhepausen beschneidet, der zahlt einen hohen Preis: Es kostet Lebensjahre. Die Rechnung geht also in der Summe nicht auf.

Ausruhen und Schlafen haben nichts mit Faulheit zu tun. Sie sind eine intelligente und produktive Nutzung der Zeit.

Sechs goldene Regeln für gutes Schlafen

1. Gestalten Sie die äußeren Bedingungen in Ihrem Schlafzimmer ganz nach Ihren Bedürfnissen. Es gibt keine festen Regeln für das »ideale Schlafzimmer«. Nur wenn das Raumklima für Sie persönlich stimmt, können Sie auch erholsam schlafen.

2. Sorgen Sie nachts für absolute Dunkelheit. Selbst der geringste Lichtstrahl, der in Ihr Auge fällt (z.B. beim Gang auf die Toilette) drosselt die Produktion des Schlafhormons Melatonin.

3. Verbannen Sie Elektrogeräte aller Art aus Ihrem Schlafgemach. Der von diesen Geräten ausgehende Elektrosmog lässt weniger von dem Schlafhormon Melatonin durch Ihren Körper wandern.

4. Vermeiden Sie Stress und Hektik in den Stunden vor dem Zubettgehen. Das Traumhormon DHEA wird dadurch ausgebremst.

5. Gehen Sie bei jeder länger anhaltenden und nicht zu bekämpfenden Schlafstörung zum Arzt.

6. Nehmen Sie »chemische« Schlaftabletten (insbesondere die am häufigsten verordneten Benzodiazepine) nie über einen längeren Zeitraum und unkontrolliert ein. Der dadurch erzeugte »Schlaf« ist keinesfalls dem natürlichen Schlaf gleichzusetzen. Körper und Geist werden nicht ausreichend regeneriert. Sollte wirklich eine medikamentöse Schlafhilfe notwendig sein, so ist das körpereigene Hormon Melatonin eine sanfte Möglichkeit, wieder in den normalen Schlafrhythmus zu finden. Die Einnahme sollte aber unter ärztlicher Kontrolle erfolgen.

Doch leider genießen heutzutage Menschen mit einem 12-Stunden-Tag mehr Ansehen als solche mit einem 7-Stunden-Schlaf!

Essen Sie nicht zu viel!

Dass zu viel essen zu Übergewicht und damit zu zahlreichen Folgeerkrankungen führt, ist längst bekannt. Daher auch die ewigen Diätratschläge in den (Frauen-)Zeitschriften. Dass weniger essen sich auch auf die Lebensdauer auswirken kann, ist weniger bekannt und einsichtig. Dabei ist genau das der Fall. Der Körper muss jede ihm zugeführte Nahrungskalorie verdauen, also abbauen und in den Stoffwechselkreislauf einschleusen. Das kostet Energie. Wenn man nun mehr Nahrung aufnimmt, als benötigt wird, so hat das gleich zwei unangenehme Folgen: Zum einen wird der Stoffwechsel mit unnötiger Mehrarbeit belastet, zum anderen werden die überschüssigen Kalorien als Fettdepots gespeichert und führen so zu Übergewicht mit den bekannten, ungesunden Folgen.

In zahlreichen Versuchen hat sich gezeigt, dass man Mäuse und andere Tiere durch eine Hungerdiät länger leben lassen kann. Eine Reduktion der Futterration kann dazu führen, dass die hungernden Tiere bis zu 100 Prozent älter werden als ihre normal gefütterten Artgenossen. Die Hungertiere senken ihren Stoffwechsel drastisch ab. Reduziert man beispielsweise die Futterzufuhr bei Mäusen um etwa 40 Prozent, leben die kalorienreduzierten Mäuse ca. 30 Prozent länger als ihre frei fressenden Artgenossen.

Verschiedene Forscher haben bestätigt, dass generell eine Minderzufuhr an Energie lebensverlängernd wirkt. Natürlich muss eine solche Kost ausreichend Nährstoffe enthalten. Dazu muss sie sehr sorgfältig zusammengestellt werden, um Vollwertigkeit zu garantieren.

Die Idee, mit weniger Kalorien das Leben verlängern zu wollen, ist schon alt und stammt bereits aus den dreißiger Jahren. Forschern der Cornell University in Ithaca, New York, gelang es damals, die maximale Lebensdauer von Ratten zu erhöhen, indem sie ihnen weniger zu fressen gaben. Seitdem haben systematische Untersuchungen eine bis zu 60-prozentige Lebensverlängerung durch verminderte Kalorienzufuhr bei verschiedenen Versuchstieren bestätigt.

Wissenschaftler am National Institute on Aging in Baltimore wollen nun herausfinden, ob sich auch bei Affen, den nahen Verwandten des Menschen, die maximale Lebensspanne durch eine kalorienarme Diät ausdehnen lässt. Bisherige Ergebnisse zeigen, dass diesen Tieren eine 30-prozentige Kalorienreduktion nicht geschadet, sondern vielmehr ihre Fitness erhöht hat. Zudem waren die Diät-Tiere weniger oft krank als ihre ungehemmt fressenden Artgenossen.

Ob man solche Ergebnisse auf den Menschen übertragen kann, ist unklar. Tatsache ist jedoch, dass normalgewichtige Menschen im Allgemeinen gesünder sind als übergewichtige. Ob sie auch länger leben, konnte noch nicht bestätigt werden.

Der inzwischen recht berühmt gewordene kalifornische Forscher Roy Walford praktiziert eine solche Kalorienreduktion am eigenen Leib. Mit einer Diät von nur 1 500 Kilokalorien (6 300 Kilojoule) am Tag will er 170 Jahre alt werden.

Wer dieses Experiment am eigenen Leib ausprobieren möchte, dem sei folgende Warnung gegeben: Menschen, die täglich weniger als 1 200 Kilokalorien (5 016 Kilojoule) essen, also eine geradezu asketische Kalorienreduktion vornehmen, führen ihrem Körper zu wenig Vitamine, Mineralien und Spurenelemente zu. Nach einiger Zeit können schwer wiegende Mangelerscheinungen auftreten. Frauen droht überdies Unfruchtbarkeit. Sehr viel besser sind eine ausgewogene, bedarfsdeckende Kost und regelmäßiges Essen.

Richtig essen, aber wie?

Regeln für eine »richtige« Ernährung aufzustellen, ist nicht einfach. Zu vielfältig sind sowohl das Nahrungsangebot als auch die individuellen Bedürfnisse eines jeden Menschen. Bisher stand in der Ernährungswissenschaft immer die optimale Zusammensetzung der Kost im Vordergrund. Heute denkt man weiter und rückt zunehmend den individuellen Menschen in den Vordergrund. Man begreift, dass die richtige Zusammensetzung der Ernährung nur die halbe Wahrheit ist und der

Mensch als Individuum mit seinen jeweils unterschiedlichen Bedürfnissen genauso berücksichtigt werden muss. Das Konzept von der »typgerechten Ernährung« macht mittlerweile Schule. Statt strenger Regeln gelten heute: Genuss, Freude am Essen und Individualität.

Die folgenden Empfehlungen sollen eine Richtlinie sein, innerhalb derer sich jeder Mensch seine dem eigenen Stoffwechsel angepasste Kost zusammenstellen kann. Vertrauen Sie dabei Ihrem persönlichen Geschmack und Empfinden.

Wie ein siebter Sinn signalisiert der Körper über die Nase und den Gaumen, was er braucht und verträgt und was nicht. Riechen und Schmecken sind sehr ursprüngliche Sinneswahrnehmungen, bei denen der direkte Kontakt mit Nahrungsmolekülen für einen Wahrnehmungsreiz erforderlich ist. Wer auf solche Signale hört, erhält Zugang zu den direkten Bedürfnissen seines Körpers. Leider hören immer weniger Menschen auf ihre innere Stimme. Außerdem sind die heutigen Lebensmittel vielfach so raffiniert komponiert (insbesondere Fastfood und Fertiggerichte), dass ursprüngliche Empfindungen kaum mehr wahrgenommen werden.

1. Bereiten Sie Ihre Kost aus möglichst wenig behandelten Grundnahrungsmitteln zu. So erkennen Sie am leichtesten, was Ihnen schmeckt und bekommt. Versuchen Sie nicht, Ihren Geschmackssinn durch ein Veredelungsprodukt auszutricksen (z.B. Kartoffelchips statt Kartoffeln).
2. Essen Sie nur hochwertige Nahrungsmittel. Im Hinblick auf den Vitamin- und Mineralstoffreichtum lohnt es sich, vor allem bei Obst und Gemüse, entsprechend der Saison marktfrische Ware aus ökologischem Anbau zu kaufen.
3. Essen Sie regelmäßig Frischkost, also frisches Obst und Gemüse.
4. Süssigkeiten sind kein Hauptnahrungsmittel; streichen Sie sie weitgehend von Ihrem Speiseplan und schränken Sie den übermäßigen Konsum von Zucker und zuviel Gewürzen ein.
5. Essen Sie weniger Fleisch und verzichten Sie weit gehend auf fettreiche Wurst- und Fleischwaren. Nachgewiesenermaßen

gehen zahlreiche Altersleiden wie Arteriosklerose oder Gicht auf einen übermäßigen Verzehr von tierischem Eiweiß zurück.

6. Bevorzugen Sie Vollkornprodukte. Gegenüber den entsprechenden Produkten aus Weißmehl enthalten diese reichlich Ballaststoffe, Vitamine und Mineralien, beugen hier also Mangelerscheinungen vor.

7. Meiden Sie fettreiche Speisen und achten Sie auf versteckte Fette z.b. in Fleisch, Wurst, Schokolade, Sahne, Nüssen, Bratfetten etc. Solche Produkte belasten unnötig Ihren Stoffwechsel. Günstig sind dagegen naturbelassene Pflanzenöle (kaltgepresste, unraffinierte Öle) wie Sonnenblumen-, Diestel-, Oliven- oder Weizenkeimöl.

8. Essen Sie ausreichend hochwertiges Eiweiß. Gute Quellen sind Milch und Milchprodukte, Kartoffeln, Vollgetreideprodukte, mageres Fleisch, Geflügel und Fisch.

9. Trinken Sie ausreichend, am besten zwei bis drei Liter am Tag, am besten Trinkwasser (sofern von einwandfreier Qualität), Mineralwasser, ungesüßte Kräuter- und Früchtetees.

10. Essen Sie nicht zu viel, essen Sie nicht jahraus jahrein das Gleiche und passen Sie die Ernährung Ihren individuellen Bedürfnissen an!

11. Nehmen Sie sich zum Essen ausreichend Zeit und Muse. Vermeiden Sie es, neben der Arbeit oder beim Fernsehen zu essen.

12. Kauen Sie richtig und nehmen Sie die letzte Mahlzeit am Tag nicht zu spät ein.

Bewegen Sie sich im Freien!

Wie bereits geschildert, ist regelmäßige und dosierte Bewegung ein unerlässlicher Faktor für die Gesundheit eines jeden Menschen. Nur wer regelmäßig und mit Köpfchen Sport treibt, bleibt fit und leistungsfähig.

Sehr wichtig ist es, dabei täglich ans Tageslicht zu kommen.

Der Wechsel von Helligkeit und Dunkelheit trägt entscheidend dazu bei, dass vor allem zwei Hormone, die das Wohlbefinden direkt beeinflussen, im richtigen Takt kreisen: das Schlafhormon Melatonin und das Gute-Laune-Hormon Serotonin; sie werden beide auf dem gleichen biologischen Montageband produziert. Licht ist hier der Programmgeber und sorgt für den richtigen Botenstoff zur richtigen Zeit.

Fällt morgens Helligkeit auf die Augen, so drosselt dies die Produktion des Schlafhormons Melatonin und vertreibt dadurch Müdigkeit und Schläfrigkeit aus dem Körper. Das Programm »Schlafen« wird gestoppt. Stattdessen wird die Synthese von Serotonin, einem Hormon, das gute Laune und Wohlbefinden schenkt, in Gang gesetzt. Die Produktion hält idealerweise den ganzen Tag an. Abends, wenn es dunkel wird, wird daraus dann wieder das Schlafhormon gebildet, das die Ruhepause einläutet. Die Natur hat also den natürlichen Rhythmus von Aktivität und Ruhe in den Menschen hineinprogrammiert. Dem Wechsel von Tag und Nacht entspricht ein Auf und Ab verschiedener Hormone.

Damit dieser Kreislauf aber richtig funktioniert, müssen die Augen einen deutlichen Unterschied zwischen Helligkeit und Dunkelheit wahrnehmen können. Wer seine Tage im diffusen Licht von Glühbirnen und Neonröhren verbringt und den Tag bis tief in die Nacht hinein mit künstlichem Licht verlängert, bei dem gerät dieser Hormonkreislauf leicht aus dem Gleichgewicht. Morgens wird er nicht richtig munter, abends nicht richtig schläfrig. Im Extremfall kann zu wenig Tageslicht zum Beschwerdebild der Winterdepression führen, einer über den Tag anhaltenden Müdigkeit und Schläfrigkeit, die mit Depressionen und einem unstillbaren Verlangen nach Süssigkeiten gepaart ist, die aber gleichzeitig auch mit nächtlichen Schlafstörungen einhergeht.

Um das Melatonin-Serotonin-Wechselspiel richtig funktionieren zu lassen, genügt bereits ein täglicher 20-minütiger Spaziergang – selbst bei wolkenverhangenem Himmel. Im Winterhalbjahr ist dies manchmal nicht so einfach, da die meisten Menschen bei Dunkelheit das Haus verlassen und auch erst bei

Dunkelheit wieder heimkommen. Hier bietet es sich an, die Mittagspause für einen solchen kurzen Spaziergang zu nutzen (vielleicht statt des Kaffees nach dem Essen). Positiver Nebeneffekt: Die Bewegung in frischer Luft wirkt leistungssteigernd und konzentrationsfördernd – und das sollte eigentlich jeden Chef überzeugen. Wer sich täglich an der frischen Luft bewegt, schläft in der Regel tiefer und besser und wacht morgens erholt und erfrischt auf.

Wenn Sie diesen drei Grundbedürfnissen – Schlaf, Ernährung und Bewegung – in Ihrem Leben mehr Aufmerksamkeit schenken, wird sich das in der Bilanz Ihrer Lebensjahre positiv zu Buche schlagen. Sie können also sofort etwas dafür tun, um länger zu leben – und es ist zudem noch äußerst kostengünstig. Doch Sie brauchen nicht bis an Ihr Lebensende zu warten, um den Erfolg ernten zu können: In dem Maße, in dem Sie besser schlafen, sich ausgewogener und bedarfsgerechter ernähren und mehr bewegen, werden Sie sich gesünder und besser fühlen, weniger krank sein und dadurch mehr Spaß an Ihrem Leben haben. Und dafür sollte sich doch ein wenig mehr Aufmerksamkeit gegenüber den eigenen Bedürfnissen schon lohnen!

5
Risikofaktoren, die Jahre kosten

Um dem biologischen Maximalalter möglichst nahe zu kommen, genügt es nicht, bestimmte Lebensregeln zu befolgen. Es gilt auch, Risikofaktoren auszuschalten, die regelrecht Lebensjahre auffressen können, entweder durch einen erhöhten Verbrauch an Energie oder durch einen beschleunigten Verschleiß der körpereigenen Strukturen.

Verheizen Sie Ihr Leben nicht!

Wenn Sie die vorherigen Kapitel sorgfältig gelesen haben, werden Sie intuitiv gespürt haben, dass die im Sinne der Stoffwechseltheorie zu befolgenden Lebensregeln einfach und nicht grundsätzlich neu sind. Jeder weiß, wie wichtig guter Schlaf ist, dass Bewegung und vernünftiges Essen gesund sind und dass Stress krank macht. Für die meisten Menschen sind solche Lebensweisen geradezu der Inbegriff von »gesund leben«.

Dass dadurch aber auch die Chancen erhöht werden, das eigene biologische Höchstalter zu erreichen, wird von vielen eher übersehen.

Doch genau in diesen bekannten und einfachen Lebensregeln liegt das Geheimnis für Schwung und jugendliche Frische bis ins hohe Alter. Und diesen Jungbrunnen kann sich eigentlich jeder leisten, da hierzu keine teuren Pillen oder Therapien notwendig sind. Der behutsame Umgang mit den eigenen Reserven »kostet« nur ein wenig Rücksichtnahme auf die eigenen Bedürfnisse – und den Mut, sein Leben nicht zu »verheizen« und eine solche Lebensweise auch zu leben.

Im Prinzip sind es Verhaltensweisen, deren gesundheitsfördernde und lebensverlängernde Wirkung jedem intuitiv bewusst ist. Und das ist richtig:

 Die Evolution hat in den Menschen nicht nur ein maximales biologisches Alter hineinprogrammiert, sie hat ihm auch das Rüstzeug mitgegeben, es zu erreichen!

Es sind Maßnahmen, die wohl jeder Mensch von seinen Eltern oder Großeltern als vernünftige Lebensweise »mitbekommen« hat. Und dennoch: Es ist in der heutigen Zeit schwer, nach solchen Verhaltensweisen zu leben, da sie nicht in eine schnelllebige, nur an Gewinn und äußeren Werten orientierte Gesellschaft passen.

Und daher sind auch Ratschläge, sich ein Verjüngungsmittel oder eine Pille für die Gesundheit zu kaufen, populärer als auf die Lebensweise abzielende Empfehlungen, bei denen man selbst seine Geschicke lenken muss und nicht die Verantwortung auf einen Pharmahersteller oder Arzt delegieren kann.

Doch nur durch individuelle Lebensführung kann die Grundlage für Gesundheit und ein langes Leben gelegt werden. Und hier ist jeder selbst aufgefordert, sich sein persönliches Lebensprogramm zurechtzuschneidern.

Denkfallen im Kopf

Ein jeder Mensch verfügt über eine innere Stimme, einen Instinkt, der ihm genau sagt, was für ihn im Augenblick gut ist und der auch vor Überlastung und Erschöpfung warnt. Doch nur selten hören wir auf unser Empfinden. Meist knipsen wir diesen inneren Warnton einfach aus (z.B. mit Pillen, einer Tasse Kaffee oder Aufputschmitteln) oder begehen eine Ersatzhandlung. Die folgende Tabelle gibt einen Überblick über häufig verdrängte Grundbedürfnisse und die entsprechenden Ersatzhandlungen.

Tabelle 3: Grundbedürfnis und Ersatzreaktion

Gefühl	richtige Reaktion	häufige, aber falsche Reaktion
Müdigkeit	Schlafen	Trinken von Kaffee, Cola oder anderen koffeinhaltigen Getränken oder Aufputschmitteln; Rauchen; Essen; meist Süßigkeiten
Hunger	Essen bis zur Sättigung	Überessen; Rauchen; Einnahme von Appetitzüglern
Sehnsucht nach Zuwendung	Kontakt mit Freund/Freundin suchen	Essen; Fernsehen; Kaufrausch; Arbeitssucht
geistige Überlastung	Spaziergang an der frischen Luft	Aufputschmittel; Fernsehen; Essen
Langeweile	Spielen, Lesen, Sport treiben	Essen; Trinken; Rauchen

Wer so seine elementaren Bedürfnisse immer wieder verdrängt, der betrügt seinen Körper letztlich um Gesundheit und Wohlbefinden und legt damit die Grundlage für einen erhöhten Verbrauch an Lebensenergie. Kein Tier malträtiert sich so wie der Mensch: Wenn ein Hund müde ist, legt er sich hin und schläft, egal wo und zu welcher Tageszeit. Es ist angesagt innezuhalten und zu überlegen, wann Sie das letzte Mal auf Ihre ureigensten Bedürfnisse gehört haben.

Es ist schon paradox: In einer Zeit, in der man immer besser weiß, wie der menschliche Organismus funktioniert, was er zur

Gesunderhaltung braucht und in der solche Forschungsergebnisse auch reichlich in den Medien publiziert werden, fällt es
immer schwerer, den Körper optimal zu versorgen.

Die Fortschritte der Medizin haben zwar dazu geführt, dass
viele schwere Krankheiten ihre Schrecken verloren haben, aber
nicht dazu, dass die Menschheit nun gesünder lebt. Es ist nur
immer besser möglich geworden, Fehler in der Lebensweise
durch die Einnahme von Medikamenten zu kompensieren und
zu korrigieren. So ist es z.B. möglich, durch eine hektische Lebensweise erzeugte Mängel im Vitamin- und Mineralhaushalt
mit entsprechenden Pillen immer wieder auszugleichen. Man
kann sich dadurch die Gesundheit mehr oder weniger erhalten,
zahlt aber höchstwahrscheinlich in puncto Lebensdauer drauf.
So lassen sich typische »Zivilisationskrankheiten« wie Magen-
geschwüre, Herzinfarkt oder eine Raucherlunge dank modernster medizinischer Verfahren recht gut therapieren.

Ebenso verleitet das große Angebot an Arzneimitteln gegen
eine Vielzahl von Beschwerden zu einem relativ sorglosen Umgang mit den eigenen »Warnlampen«. Wer beispielsweise immer wieder erlebt, wie schnell sich Kopfschmerzen mit einer
Tablette vertreiben lassen oder wie rasch eine Tasse Kaffee wieder munter macht, der wird solche Warnsignale des Körpers
kaum mehr ernst nehmen. Der Griff zur chemischen Hilfe wird
zur Selbstverständlichkeit.

Die folgenden Fragen sind eine Anregung nachzudenken,
wieweit Sie Ihrem Körper wichtige Grundbedürfnisse versagen.

1. Haben Sie öfter »Fressanfälle« oder Heißhungerattacken?
2. Kaufen Sie sich öfter ein Kleidungsstück oder einen Gegenstand, ohne ihn wirklich zu brauchen?
3. Sehen Sie häufig fern, egal was kommt?
4. Trinken Sie häufig mehr Alkohol, als Sie eigentlich wollen?
5. Fürchten Sie, auf Liebe verzichten zu müssen, wenn Sie andere nicht zufrieden stellen?
6. Fühlen Sie sich oft einsam, unglücklich oder gar deprimiert?
7. Können Sie nicht mehr aufhören zu arbeiten?
8. Trinken Sie mehr als drei Tassen Kaffee am Tag?

9. Brauchen Sie regelmäßig Schlaf-, Kopfschmerz- oder Kreislaufmittel, oder greifen Sie gar zu Psychopharmaka?
10. Können Sie sich schon gar nicht mehr daran erinnern, wann Sie sich das letzte Mal einen schönen Tag gegönnt haben?
11. Arbeiten Sie aus Pflichtbewusstsein beispielsweise an einem Feiertag oder bei herrlichem Wetter, auch wenn es gar nicht notwendig wäre?
12. Ist Schlafen, Essen etc. für Sie ein lästiges Übel?
13. Verzichten Sie oft auf die Mittagspause und essen neben der Arbeit?

Je mehr dieser Fragen Sie mit Ja beantworten, um so perfekter sind Sie schon darin, Ihren Körper zu quälen und zu stressen. Hören Sie auf damit! Bemühen Sie sich, in Ihrem Alltag auf Ihre persönlichen Bedürfnisse Rücksicht zu nehmen. Oft klopfen diese ganz sachte an: So ist beispielsweise der Wunsch, sich zu strecken und zu dehnen, ein Zeichen für eine Arbeitspause. Stehen Sie also von Ihrem Schreibtisch auf, öffnen Sie das Fenster, atmen Sie kräftig durch und dehnen und strecken Sie sich. Nach fünf bis zehn Minuten geht Ihnen die Arbeit wieder leichter von der Hand. Wenn Sie immer das Gefühl haben, unter »Druck« zu stehen, so erstellen Sie morgens einen Arbeitsplan. Vielleicht haben Sie wirklich ein Pensum, das in Ihrer Arbeitszeit nicht zu bewältigen ist. Scheuen Sie sich nicht, mit Ihrem Chef darüber zu sprechen.

Nachlassende Konzentrationsfähigkeit kann auf Hunger zurückgehen. Hier hilft oft ein kleiner Imbiss, z.B. eine Banane, ein Apfel oder ein paar (Vollkorn-)Kekse. Ganz wichtig: Lassen Sie nie Ihre Mittagspause ausfallen. Essen Sie ausreichend, gehen Sie kurz an die frische Luft oder machen Sie ein paar Yogaübungen in Ihrem Zimmer (am besten dann ein Schild »Bitte nicht stören« an der Zimmertür anbringen). Wer sein eigener Chef ist und seine Zeit frei einteilen kann, kann sogar noch einen kurzen Schlaf einplanen. Eine sinnvoll genutzte Mittagspause ist der beste Start in die zweite Tageshälfte und sorgt dafür, dass sie am Abend nicht so »ausgepowert« Ihre Arbeitsstätte verlassen. Oft werden aber gerade von Menschen, die am Schreibtisch arbeiten, solche Warnsignale des Organismus überhört und betäubt.

Daher sind sie auch besonders gefährdet. Wer körperlich arbeitet, hört dagegen eher auf seine Erschöpfungssignale und legt eine Pause ein. Körperliche Ermüdungserscheinungen wie z.b. Muskelschwäche oder Rückenschmerzen lassen sich nicht so rasch mit Medikamenten vertreiben wie seelische. Auch werden körperliche Beschwerden immer ernster genommen als die Rufe der Psyche nach Ruhe.

Achten Sie auf die Signale und Hinweise, die Ihnen Ihr Körper gibt und richten Sie sich danach. So können Sie am besten Ihre persönlichen »Energiefallen« erkennen und entschärfen.

Schlechte Gewohnheiten

Es gibt einige Gewohnheiten oder besser gesagt Laster, von denen erwiesen ist, dass sie gesundheitsschädlich sind, den Organismus verschleißen und das Leben verkürzen. Die meisten Menschen wissen das auch, können aber trotzdem nicht davon lassen.

Um nicht missverstanden zu werden: Wir predigen keinesfalls eine asketische Lebensweise, nach der man sich jeden Spaß versagen sollte. Im Gegenteil, das Leben soll Freude bereiten, und dazu gehört auch so manches Laster, das in vernünftigem Umfang nicht schadet. Eine Gefahr entsteht nur, wenn solche die Gesundheit beeinträchtigenden Lebensweisen zu einer Dauergewohnheit werden. Und genau hiervor sei gewarnt.

Genussmittelmissbrauch

Das Rauchen von Zigaretten und Zigarren ist eine weit verbreitete Angewohnheit. Etwa 40 Prozent der weiblichen und 60 Prozent der männlichen Bevölkerung sind Raucher. Es ist in erster Linie eine Frage der Dosis, ab wann das Zigarettenrauchen gesundheitsschädigend wirkt. Wie mittlerweile hinlänglich bekannt ist, enthält der Rauch viele potenziell gefährliche Substanzen, vor allem Nikotin, Teer, Kohlenmonoxid, Schwermetalle und sogar radioaktive Substanzen. Diese, auch die Mitmenschen beeinträchtigende Gewohnheit ist also alles andere als gesundheitsfördernd. Doch einmal angefangen, erfordert es eine ziemliche Selbstüberwindung, es wieder aufzugeben. Nikotin macht körperlich und psychisch abhängig.

Aber nicht nur Leiden wie chronische Bronchitis, Herzrhythmusstörungen oder gar Lungenkrebs drohen: Rauchen kostet weltweit rund 1,8 Millionen Menschen pro Jahr vorzeitig das Leben (Statistik der WHO von 1991). Das Risiko, an Lungenkrebs zu sterben, liegt bei Nichtrauchern unter vierzig Jahren bei rund drei von 100 000 Personen, bei gleichaltrigen Rauchern sind es fünfzig mal mehr. Ein Päckchen Zigaretten pro Tag reduziert die durchschnittliche Lebenserwartung um sieben Jahre, zwei Päckchen pro Tag bereits um 15 Jahre.

Im Interesse eines möglichst langen Lebens sollte also auf aktives und passives Rauchen verzichtet werden. Wer nur gelegentlich raucht und dies mit einer gewissen Lust und Leidenschaft tut, dem wird dies sicher nicht das Leben entscheidend verkürzen, denn Spaß am Leben gehört auch dazu. Auch hängt es von der individuellen genetischen Mitgift ab, wie viel »Genussgift« vertragen wird. Wer über eine kräftige Konstitution verfügt, selten krank ist und auch sonst keine Risikofaktoren besitzt, kann sich mehr erlauben als ein Mensch mit Vorschäden, wie beispielsweise mit einer angeborenen Herz- oder Lungenschwäche oder bei Vorliegen weiterer Risikofaktoren wie etwa einer beruflichen Schadstoffexposition.

Exzessiver Alkoholkonsum

Das Gleiche gilt für das Genussmittel Alkohol. In Maßen genossen, hat er durchaus eine positive Wirkung auf den Organismus und kann die Herz- und Kreislauftätigkeit anregen sowie das Immunsystem stimulieren. Exzessives Alkoholtrinken führt jedoch unweigerlich zu Organschäden und zu einem vorzeitigen Verschleiß des Organismus. Insbesondere das Nervensystem und die Leber reagieren mit krankhaften Veränderungen und vorzeitiger Alterung. Alkoholabhängigkeit ist typisch für Menschen, die besonders stressanfällig sind und die bereitwillig jedes von der Gesellschaft angebotene Mittel zum Stressabbau nehmen.

Missbräuchlicher Alkoholkonsum ist also ebenfalls ein Faktor, der in der Bilanz der Jahre negativ zu Buche schlägt.

Ähnliches gilt auch für Drogenkonsum und Medikamentenmissbrauch.

Zu üppiges Essen

Auch Übergewicht reduziert die Lebenserwartung ganz beträchtlich. Laut Statistik sinkt pro ein Prozent Übergewicht die Lebensdauer um rund 0,2 Jahre (oder genau 62 Tage). Wer statt 70 Kilo rund 85 Kilo wiegt, hat eine um rund 3,5 Jahre geringere Lebenserwartung. 35 Kilo Übergewicht bedeuten eine um rund 150 Prozent erhöhte Sterblichkeit. Außerdem begünstigt Übergewicht Krankheiten wie Arteriosklerose, Herz- und Kreislaufleiden, degenerative Gelenkerkrankungen etc., ist also keinesfalls gesundheitsfördernd.

Durch Fettsucht begünstigte Krankheiten

Die folgenden Krankheiten treten bei übergewichtigen Menschen meist doppelt so häufig auf wie bei Normalgewichtigen:

- Bluthochdruck, koronare Herzerkrankungen
- Fettstoffwechselstörungen, Diabetes mellitus (Zuckerkrankheit)
- Gicht, Gallensteine, Eingeweidebrüche
- Arthrosen, Venenerkrankungen, Menstruationsanomalien
- Thrombosen, Gehirndurchblutungsstörungen

Wie bereits geschildert, erbrachten Versuche mit einer kalorienreduzierten Diät bei Tieren durchaus positive Ergebnisse und konnten die Lebensdauer erhöhen.

Einige Wissenschaftler spekulieren, ob die lebensverlängernde Wirkung des als Jungbrunnen gepriesenen Hormons DHEA nicht auch eine Folge einer verminderten Fettspeicherung sein könnte. Indem weniger Nahrungskalorien in die Fettdepots wandern, werden dem Körper rund ein Drittel seiner zugeführten Kalorien wieder als Wärme entzogen, was einer Einsparung von Kalorien entspricht.

Es spricht nichts gegen gutes Essen; doch wer kontinuierlich zunimmt und sein Normalgewicht weit überschreitet, der sollte seine Ernährung umstellen. Anregungen hierzu finden Sie in Kapitel 4.

Welches Gewicht ist richtig?

Zur Berechnung des Normalgewichts gibt es verschiedene Formeln, Tabellen und Richtlinien. Als praktikabel erwies sich die Berechnung des Körpermassenindexes (abgekürzt als BMI gemäß dem englischen Ausdruck Body-Mass-Index). Er ist wie folgt definiert:

BMI = Körpergewicht in kg dividiert durch das Quadrat der Körperlänge (m^2)

Für das Alter von 19 bis 24 Jahren wird ein BMI von 19 bis 24 empfohlen, welcher alle zehn Jahre um nicht mehr als eine Einheit steigen sollte. Bei einem BMI für Frauen von 24 bis 29, für Männer von 25 bis 30 spricht man von leichtem Übergewicht, darüber von starkem Übergewicht. Hier sollte dann etwas dagegen unternommen werden.

Stress, Ehrgeiz und der Marathonlauf durchs Leben

Stress und Ehrgeiz sind die wohl stärksten Triebkräfte, die einen Menschen dazu bringen können, seine körperlichen Bedürfnisse komplett zu ignorieren und zu unterdrücken. Dass damit zahlreiche Krankheiten wie Herzinfarkt, Magen- und Zwölffingerdarmgeschwüre oder Hauterkrankungen begünstigt werden, ist hinlänglich bekannt. Dass sich die Langzeitwirkungen von Stress aber massiv am Lebensende bemerkbar machen, wird eher verdrängt. Doch genau dies ist der Fall: Stress kostet Lebensjahre, weil sich die Lebensbatterie dadurch schneller entlädt – eine Erkenntnis, die sehr viel schwerer umzusetzen ist, als sich das Rauchen abzugewöhnen oder die Ernährung umzustellen.

Filofax und Quarzuhr: Stress als Droge

Sie heißen »Time Manager«, »Filofax« oder »Organizer« – jene meist in Leder gebundenen Terminbücher, die heute der tägliche Begleiter vieler Menschen sind und minutiös jeden Termin festhalten. Zusammen mit der am Handgelenk präzisionsgenau tickenden Quarzuhr sind sie zu den heimlichen, aber wahren Antreibern vieler Menschen geworden. Jede Minute wird verplant, der Tag »durchgestylt«, nicht nur der Arbeitsalltag, sondern auch die Freizeit. In der Tat behandeln die meisten Menschen ihre Freizeit wie ihren Berufsalltag. Ein Termin jagt den anderen.

Die permanente Erreichbarkeit in Form von fiependen Handys, abhörbaren Anrufbeantwortern und Faxgeräten tut ein Übriges.

So kommt es, dass sich die meisten Menschen nur noch gestresst fühlen und oft mit den an sie gestellten Anforderungen nicht mehr Schritt halten können, ja regelrecht durchs Leben hetzen. Sehr schnell entsteht das Gefühl des Versagens und der eigenen Unzulänglichkeit. Man hat das Gefühl, »nie und für nichts«

Zeit zu haben; und das in einer Zeit, in der die durchschnittlichen Arbeitsstunden nur noch rund 15 Prozent der gesamten, einem Menschen zur Verfügung stehenden Zeit einnehmen! Zu Beginn unseres Jahrhunderts nahm der Arbeitsalltag 30 Prozent der Zeit in Anspruch. Noch nie hatten die Menschen also so viel Freizeit und Urlaub wie heute. Und dennoch gab es noch nie so viele gestresste und chronisch kranke Menschen wie heute!

Im Zeitraffer durchs Leben

Der Kreislauf von »immer mehr in immer weniger Zeit« beginnt bereits in frühester Jugend. Schon Kinder werden dazu erzogen, »etwas zu leisten«. In den Schulen wird um gute Noten gerungen. Später fordert der immer härter werdende Konkurrenzkampf am Arbeitsplatz seinen Tribut. Anpassung, permanente Höchstleistung und ein gewisses Mass an Selbstausbeutung sind gefragt.

Klar, der berufliche Erfolg bestimmt in erster Linie die soziale Stellung, das gesellschaftliche Ansehen und die materielle Situation. In einer Zeit, in der ein großes Auto, weite Reisen und Designer-Kleider zu Statussymbolen geworden sind, ist es schwierig, die Grenze zwischen normaler Leistung und Stress zu ziehen. Sehr schnell erliegt man den Versuchungen der Warenwelt und wird zum Sklaven des Geldes.

Andere Lebenswerte treten demgegenüber immer häufiger in den Hintergrund.

Typisch hierfür ist heute das krankhafte Phänomen des »Workaholic«. Dies sind Menschen, die einfach nicht mehr aufhören können zu arbeiten. Ihr Tag ist randvoll gepackt mit Terminen und Aktivität. Vielfach genießen solche Personen Ansehen und Bewunderung, da sie häufig (aber nicht immer!) beruflich sehr erfolgreich sind. Doch bei den Betroffenen hat sich das Arbeiten verselbständigt. Es dient nicht mehr primär der Sicherung des Lebensunterhalts, sondern ist oft zu einer Flucht geworden – z.B. vor einem belastenden Privatleben, eigenen Minderwertigkeitsgefühlen, innerer Leere, Lebensangst etc. Eine solche Lebensweise kostet einen hohen Preis, mag sie auch noch so viel Geld und Anerkennung bringen: Die Lebensbatterie entlädt sich geradezu dramatisch schnell, die eigene Lebensspanne wird verkürzt. Ein derartig leckender Akku macht sich auch im Alltag bemerkbar: Man fühlt sich häufig müde, erschöpft und ausgebrannt, Energie und Schwung fehlen.

Es gibt nur eine Möglichkeit, aus einer derartigen »Tretmühle« auszusteigen: Nichts tun, und das bewusst. Planen Sie in Ihren Tag Freiräume ein, in denen Sie entweder nichts tun oder ein paar Entspannungsübungen machen. Nutzen Sie Ihre Freizeit gezielt für Ihre körperliche und seelische Regeneration. Gehen Sie an einem sonnigen Tag bewusst raus in die Natur, wenn Sie Ihre Arbeit (z.B. eine Hausarbeit, die Steuererklärung, eine berufliche Aufgabe, die nicht schon am nächsten Tag fertig sein muss) genauso gut später oder morgen erledigen können. Die meisten Betriebe haben eine gleitende Arbeitszeit, die sich hierfür sinnvoll nutzen lässt.

Lassen Sie sich ferner von Ihrem Vorgesetzten nicht durch den Tag hetzen. Sie werden in der Regel nicht schneller befördert, wenn Sie sich kaputt arbeiten. Im Gegenteil: Wer mit seinen körperlichen Reserven gut und bewusst umgeht, leistet bessere Arbeit als jemand, der immer »am Anschlag« ist. Erholungspausen für den Körper lassen sich nicht aufschieben und »später nachholen«.

Gegebenenfalls ist die Hilfe eines guten Therapeuten erforderlich, um aus einem solchen Teufelskreis von Arbeit und noch mehr Arbeit wieder herauszukommen.

Unrealistische Lebensziele

Viele Menschen opfern in der Hoffnung auf fragwürdige Karrieren und Gehaltserhöhungen ihre körperliche und seelische Gesundheit der Arbeitsmoral. Durch immer größeren Arbeitseinsatz wird versucht, immer mehr Geld anzuhäufen, das dann für immer mehr Freizeitaktivitäten eingesetzt wird – der Kreislauf von Hektik und Stress geht weiter.

Vielfach setzen sich Menschen aus übergroßem Ehrgeiz berufliche Ziele, die sie aufgrund ihrer Persönlichkeitsstruktur oder der allgemeinen wirtschaftlichen Lage nicht erreichen können. Wer beispielsweise eindeutig handwerklich begabt ist, wird in einem Akadamikerberuf möglicherweise Probleme haben. Wer dennoch einen solchen Weg verfolgt, muss oft so an die Grenzen der eigenen Fähigkeiten gehen, dass er regelrecht Raubbau mit den eigenen Reserven treibt, um sein Ziel zu erreichen. Daher ist es besser, realistische Lebensziele anzupeilen, die zu den eigenen Fähigkeiten und Talenten passen. Wer Freude und Erfüllung in seiner Tätigkeit findet, der empfindet seinen Alltag als weniger anstrengend und ist auch seltener krank als jemand, der seinen Job eher widerwillig tut. Auch Eltern sollten ihren Kindern nie einen beruflichen Weg aufzwingen.

Wer im Rahmen seiner eigenen Fähigkeiten und Möglichkeiten lebt und wirkt, der verfügt über einen guten Schutz vor unkontrollierten Energieverlusten. Doch dazu gehört eine realistische Selbsteinschätzung. Mit den folgenden Fragen können Sie Ihren Standort im Leben überprüfen. Lassen Sie die Antworten einfach in sich aufsteigen. Je öfter Sie mit Ja antworten, desto wahrscheinlicher ist es, dass sie gegen Ihre eigene Natur leben.

1. Sehen Sie sich immer als hilfloses Opfer widriger Umstände?
2. Fällt Ihnen das Aufstehen am Morgen schwer?
3. Sind Sie froh, wenn der Tag »gelaufen« ist?
4. Wollen Sie immer perfekt sein?
5. Können Sie sich nicht mehr über Dinge freuen, die Ihnen früher Spaß gemacht haben?
6. Ist das Leben nur lebenswert, wenn Sie erfolgreich sind?
7. Sind Sie überkritisch gegen sich selbst?
8. Gehen Sie Problemen am liebsten aus dem Weg?
9. Beherrschen Angst und Ungeduld Ihr Leben?
10. Fällt es Ihnen schwer, klar und deutlich Nein zu sagen?
11. Glauben Sie, nur dann etwas wert zu sein, wenn Sie materielle Güter anhäufen?

12. Liegt für Sie das Glück nie im Augenblick?
13. Haben Sie das Gefühl, »auf der Stelle zu treten«?
14. Fühlen Sie sich häufig kraftlos, müde und erschöpft?
15. Zweifeln Sie oft am Sinn Ihres Lebens?

Leben zwischen Schildkröte und Kolibri

Es gibt sehr viele Ratgeber zu dem Thema, wie man noch mehr in immer weniger Zeit schafft und wie man immer erfolgreicher wird. Es gilt heutzutage, Arbeitsprozesse auf ein Maximum zu beschleunigen und den Gewinn zu optimieren. Beruflicher Erfolg ist zweifelsohne erstrebenswert und schafft auch innere Befriedigung. Zur belastenden Hypothek wird er, wenn er mit rücksichtsloser Selbstausbeutung, Stress und gnadenloser Hektik erkauft ist. Es sollte jeder realistisch überlegen, welche Ziele in einer bestimmten Zeitspanne möglich sind und ob dafür das persönliche Zeitbudget ins Minus überzogen werden muss.

Es geht nicht darum zu trödeln und nichts zu tun, sondern darum, seine Zeit sinnvoll einzuteilen und nicht mit Arbeit zu überfrachten. Bildlich ausgedrückt bedeutet das, den persönlichen Lebensweg zwischen dem Tempo der Schildkröte und dem des Kolibris anzusiedeln – entsprechend dem eigenen Typ und Temperament.

Geradezu genial beherrschte diese Gabe Napoleon Bonaparte, jener legendäre Kaiser der Franzosen. Er war nicht nur auf dem Schlachtfeld ein brillanter Stratege, er hatte auch wie selten ein Mensch seine Zeit perfekt im Griff. Am Schreibtisch verbrachte er Höchstleistungen und erledigte dank einer seinem Stil optimal angepassten Arbeitstechnik sein tägliches Pensum in kürzester Zeit – und dabei hielt er sich streng an sein Arbeitsschema und ließ sich nicht ablenken. Er vergaß aber auch nie, ausreichend Schlaf, einen Spaziergang oder einen Ausritt zur Regeneration seines Körpers einzuplanen. So schaffte der einst mächtigste Mann der Welt ein fast unglaubliches Arbeitspensum, ohne sich jedoch dabei zu sehr zu erschöpfen.

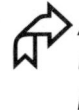 **Achten Sie auf Ihren eigenen Rhythmus! Kein Mensch kann rund um die Uhr Höchstleistungen erbringen. Erholungspausen sind notwendig. Finden Sie Ihre persönlichen Höhen und Tiefen in der Leistungsfähigkeit heraus und versuchen Sie, Ihren Alltag entsprechend zu gestalten.**

Mittelmeerbewohner als Vorbild?

Sich regelrecht durchs Leben zu hetzen, scheint eine typisch deutsche Eigenschaft zu sein. Das Londoner Marktforschungsinstitut Harris Research kam in einer internationalen Studie über die Lebenseinstellung von 4 000 Erwachsenen zu dem Ergebnis: »Die Deutschen sind keine Genießer. Wenn sie sich etwas Gutes gönnen, dann tun sie es oft mit schlechtem Gewissen.« Was Spaß machen und Stress abbauen soll, wird damit zum Gegenteil – und die Schuld-Falle schnappt zu, der Stress geht weiter.

Ganz anders die Bewohner südlicher Länder. Sie leben generell geruhsamer, legen Pausen ein und stehen dem Leben allgemein gelassener gegenüber. Und das schlägt sich auch in der Gesundheit und Lebenserwartung nieder. Südländer leben im Schnitt zwei bis vier Jahre länger als die Bewohner nördlicher Regionen und werden seltener von Krebs und Herzinfarkt heimgesucht. Auch stressbedingte Befindlichkeitsstörungen sind bei ihnen seltener, ebenso der damit verbundene Konsum an Beruhigungs- und Schlafmitteln.

Neben der fröhlichen Lebensauffassung dieser Menschen ist sicher auch die »richtige« Ernährung die zweite Säule der Vitalität der Südländer. Die Mittelmeerkost enthält reichlich Obst und Gemüse, Gewürze, Fisch und die richtigen Fette (Olivenöl!) – in diesen Lebensmitteln stecken reichlich Stoffe, die den Organismus vor vorzeitigem Verschleiß bewahren.

Es ist nicht jedem gegeben, sich das sonnige Gemüt eines Italieners oder Spaniers zu eigen zu machen. Doch ein bisschen können wir schon von ihnen lernen, vor allem den sinnvollen

Umgang mit den eigenen Kräften. Es ist richtig, regelmäßige Pausen in den Alltag einzuplanen und auszuspannen. Niemand kann rund um die Uhr arbeiten. Es ist ganz normal, zwischendurch müde zu sein und eine Ruhephase einzulegen.

Folgende Tips können Ihnen helfen, Ihr Leben mehr zu genießen:

1. Gönnen Sie sich – sofern möglich – einen kurzen Mittagsschlaf. Wenn das aus beruflichen Gründen nicht geht, so achten Sie unbedingt auf eine Mittagspause, in der Sie etwas essen und sich entspannen, z.B. durch einen kleinen Spaziergang, das Lesen eines Buches oder einfaches Nichtstun.
2. Suchen Sie in Ihrer Freizeit die Gesellschaft anderer Menschen. Laden Sie Freunde ein, treten Sie einem Verein bei, betreiben Sie gesellige Hobbys etc. Forscher vom Massachusetts Institute of Technology haben herausgefunden, dass kontaktfreudige Menschen allgemein gesünder und leistungsfähiger sind als Einzelgänger. Auch die Gesellschaft eines Hundes kann sich positiv auf das Befinden und die Lebensfreude auswirken.
3. Setzen Sie sich nicht ständig unter Stress. Bauen Sie übertriebenen Perfektionismus ab und lassen Sie öfter mal »fünf gerade sein«. Die Arbeit wird keineswegs besser, wenn man sie unter starker Anspannung erledigt. Man wird nur krank davon.
4. Lassen Sie sich von Ihrem Chef nicht durch den Arbeitsalltag hetzen! Bedenken Sie, dass Chefs in erster Linie eine Steigerung der Produktivität und des Gewinns im Visier haben und nicht unbedingt die Gesundheit ihrer Mitarbeiter. Dafür müssen Sie schon selbst sorgen – manchmal einfach durch ein mutiges Nein zu unzumutbaren Arbeitsanforderungen! Sie stehen als Mitarbeiter keinesfalls besser dar, wenn sie alles wunschgemäß erledigen, aber häufig krank und erschöpft sind.
5. Vermeiden Sie Arbeitsverdichtung und erledigen Sie nie mehrere Tätigkeiten gleichzeitig. Es bringt keinen Zeitvorteil,

beispielsweise beim Zähneputzen eine Kassette mit spanischen Vokabeln ablaufen zu lassen und zugleich den Börsenbericht der Zeitung zu studieren. Das schafft nur unnötig Stress. Nacheinander ausgeführt können diese Arbeiten sehr viel effizienter bewältigt werden.

6. Gönnen Sie sich eine Änderung des Tempos. Wenn der berufliche Alltag durch Termine und Fristen bestimmt ist, sollten Sie genau das in Ihrer Freizeit vermeiden. Planen Sie Ihre Unternehmungen ohne Zeitdruck und Uhr.

7. Bringen Sie Abwechslung in Ihr Leben. Wenn Sie eine eintönige Arbeit haben, suchen Sie eine kreative Freizeitbeschäftigung wie z.b. Malen, Töpfern, einen Museumsbesuch, Ausflüge in unbekannte Gegenden etc. Damit fördern Sie Erholung und Wohlbefinden. Es ist erwiesen, dass Menschen, die unter chronischer Erschöpfung leiden, manchmal keine Ruhe, sondern die belebende Kraft neuer Reize und Eindrücke brauchen.

8. Genießen Sie Ihre freien Tage. Halten Sie sich mindestens einen Tag des üblicherweise zweitägigen Wochenendes von Alltagsarbeiten frei und tun Sie, was Ihnen Spaß macht – auch wenn es Faulenzen im Bett bis Mittag ist. Dadurch tanken Sie wieder auf.

9. Machen Sie regelmäßig Urlaub. Ein Urlaub soll das biologische Gleichgewicht im Leben wieder herstellen. Wer einen körperlich anstrengenden Beruf hat, kann im Urlaub getrost am Strand faulenzen. Wer dagegen das ganze Jahr am Schreibtisch sitzt, der sollte in einen Urlaub körperliche Bewegung einplanen. Nach Ansicht zahlreicher Wissenschaftler sind regelmäßige und sinnvoll geplante Urlaube die beste Versicherung gegen Krankheit und Erschöpfung und dienen dazu, die Schaffenskraft bis ins hohe Alter zu erhalten. Nehmen Sie sich also keinesfalls Menschen zum Vorbild, die damit angeben, keinen Urlaub zu brauchen. Jeder braucht ihn!

10. Überprüfen Sie Ihre Lebensziele. Versuchen Sie eine Bilanz aufzustellen zwischen Energieaufwand und persönlichem Gewinn für Ihr Leben. Nur wenn der persönliche Gewinn

den Energieaufwand übertrifft, lohnt es sich, sich dafür einzusetzen.

Mutig die eigene Batterie schonen

Energiebewusst zu leben ist nicht einfach und erfordert gerade in der heutigen Zeit den Mut, anders zu sein, nicht im Strom der Zeit mitzuschwimmen und sich seine Individualität zu erhalten.

Es gilt, das eigene Leben nicht den Maßstäben der heutigen schnelllebigen Zeit zu unterwerfen und seinen eigenen Takt zu entwickeln. Wagen Sie es, anders zu sein! Verzichten Sie auf ein teures Auto oder einen Urlaub in fernen Ländern, wenn Sie dafür rund um die Uhr arbeiten müssen. Stehen Sie dazu, nicht jede Minute Ihrer Zeit zu verplanen und genießen Sie Ihre Mußestunden! Betreiben Sie Sport nur mit mäßigem Ehrgeiz, auch wenn Sie dann vielleicht keine Turniere und Pokale gewinnen.Verzichten Sie auf einen Theater- oder Kinobesuch, wenn es Sie in Stress und Hektik bringt, auch auf die Gefahr hin, nicht mitreden zu können! Kurz, achten Sie bei allem, was Sie tun, darauf, ob es Ihnen gut tut, und nicht auf das,was andere von Ihnen erwarten. Setzen Sie sich auch am Arbeitsplatz dafür ein, auch wenn es hier oftmals besonders schwierig ist. Doch die eigenen Reserven bewahrenden Verhaltensweisen lassen sich trainieren. Energie sparen bedeutet nicht, das ganze Leben sofort umzukrempeln. Das ist oft auch gar nicht möglich. Schließlich lebt jeder Mensch bis zu einem gewissen Grad im »Käfig seiner Persönlichkeitsstruktur«, die viele Verhaltensweisen (z.B. ob man sich schnell aufregt, rasch nervös wird, unter Zeitdruck gut arbeiten kann etc.) bestimmt. So etwas lässt sich nicht von Grund auf umprogrammieren.

Doch jede noch so kleine energiesparende Verbesserung des eigenen Verhaltens zählt. Das bedeutet nun nicht, dass man überhaupt nichts mehr tut und sein Leben gewissermaßen im Schaukelstuhl verbringt oder dass man auf Spaß und Vergnügen verzichten muss. Gewarnt sei nur vor unnötiger Energieverschwendung.

Wer sich zu einem Leben im richtigen biologischen Takt bekennt, mag von manchen Mitmenschen zunächst belächelt werden. Doch lassen Sie sich nicht irritieren. Sie sind solchen Menschen im Wettlauf um Gesundheit und Lebensjahre um Längen voraus.

 Das Lebewesen Mensch ist biologisch auf ein bestimmtes Lebenstempo programmiert. Überschreitet man es stark, so ist das ungefähr so, als wolle man aus einem 60 PS-Auto die Leistung eines 200 PS-Wagens herausholen. Der Preis: vorzeitiger Verschleiß.

Intensiv leben, eine bewusste Entscheidung!

Doch es gibt Menschen, die ihr hektisches Leben geradezu genießen, vor allem wenn es mit beruflichem Erfolg und hohem Einkommen verbunden ist. Sie blühen richtig auf, wenn sie von Termin zu Termin rasen können. Pausen und Urlaub sind Fremdworte für sie und das geschaffte Pensum macht glücklich und zufrieden.

Was soll man diesen Zeitgenossen raten?

Ein solcher Lebenswandel kostet sehr viel Kraft und Energie und damit letztlich Lebensjahre, da mit den eigenen Ressourcen geradezu verschwenderisch umgegangen wird.

Wer so intensiv lebt, senkt eindeutig seine Chancen, das biologisch mögliche Maximalalter zu erleben – auch wenn man den Verschleißerscheinungen seines Körpers noch so sehr mit Pillen »hinterher therapiert«. Mit Tabletten (z.B. Vitamine, Mineralien, Hormone etc.) lassen sich Schäden, die eine solche Lebensweise an den eigenen Strukturen verursacht, durchaus behandeln und beheben. Es gibt aber keine Pille, die den entleerten Energietank wieder auffüllt. Dieser Tatsache – sie ist geradezu das Gesetz des Lebens – muss sich jeder bewusst sein und sich entsprechend für seine persönliche Lebensweise entscheiden. Es ist vollkommen in Ordnung, mit Freude intensiv zu leben und sein Leben auf der höchsten Energieebene zu verbringen, getreu dem Motto: »Besser 60 spannende Jahre als 120 langweilige.« Manche Menschen wären sogar todunglücklich, wenn Sie sich im Alltag energetisch nicht ausleben könnten. Hier all zu rabiat eine Notbremse zu ziehen, wäre sicher verfehlt und würde den eigenen Charakter geradezu vergewaltigen. Allerdings sollten solche »Energiebündel« darauf achten, Ihre Kräfte nicht unnötig einzusetzen und zu verschleißen. Der Maßstab muss immer die eigene Lebensfreude sein.

Wer das Glücksgefühl ständiger Höchstleistung für das eigene Wohlbefinden nicht missen möchte, der soll es sich also getrost verschaffen: Schließlich geht es nicht darum, das Leben um jeden Preis auf ein Maximum auszudehnen. Leben soll in erster Linie Spaß und Freude machen.

Pausen sparen Zeit

Doch man sollte genau rechnen: Durch intensives Leben lassen sich – bezogen auf das Leben in seiner Gesamtheit – nicht mehr Aktivitäten unterbringen als durch ein geruhsames Dasein, bei dem sich das Pensum einfach auf mehr Lebensjahre verteilen lässt; und man sollte sich keinesfalls darauf verlassen, dass ein Jungbrunnen gefunden wird, der Vergangenes ungeschehen macht. Langes Leben und Gesundheit müssen gepflegt und bewahrt werden.

Ein Leben in hohem Tempo ist meist mit den typischen Stressbeschwerden verbunden. Und hier begeben sich viele in einen Widerspruch: Es kostet sehr viel mehr Zeit (und ist außerdem unangenehm), Kopf- und Magenschmerzen mit Pillen wieder zu vertreiben, Rückenbeschwerden ärztlich therapieren zu lassen, aufgrund von Erschöpfung nur mit halber Kraft arbeiten zu können oder sich gar nach einem Zusammenbruch wochenlang in einer Klinik wieder aufzupäppeln zu lassen als seinem Körper regelmäßige Pausen und Erholungsphasen zu gönnen. Die ehemals durch eine unvernünftige Lebensweise vermeintlich eingesparte Zeit wird so oft doppelt und dreifach wieder abverlangt.

Manchmal zieht die Natur auch eine Art »Notbremse«, beispielsweise durch eine Krankheit. Dass eine hektische Lebensweise – insbesondere wenn noch weitere Risikofaktoren dazu kommen – krank machen kann, ist bekannt: Ein Kreislaufkollaps, allgemeine Erschöpfungszustände oder gar ein Herzinfarkt sind hierbei nicht selten die auftretenden Folgen. Ein solches Zusammenbrechen der körperlichen Funktionen erzwingt oft eine mehr oder weniger lange Ruhepause, schafft also geradezu eine »Aus-Zeit«. Und hier wird der zweifelhafte Wert allzu großer Aktivität deutlich: Was vorher an Zeit eingespart wurde, muss nun zur eigenen Genesung wieder »ausgegeben« werden. Andererseits:

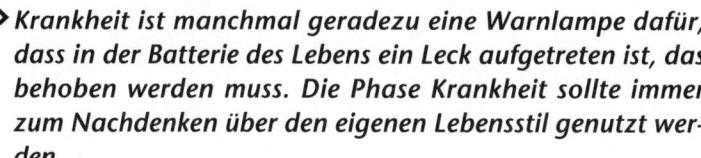

Krankheit ist manchmal geradezu eine Warnlampe dafür, dass in der Batterie des Lebens ein Leck aufgetreten ist, das behoben werden muss. Die Phase Krankheit sollte immer zum Nachdenken über den eigenen Lebensstil genutzt werden.

Das chronische Müdigkeitssyndrom (CFS) – Die Batterie des Lebens leckt

Wer an einer lang anhaltenden und erschöpfenden Müdigkeit leidet, die sich einfach nicht mehr vertreiben lässt, der leidet möglicherweise an einer schweren Krankheit, dem chronischen Müdigkeitssyndrom.

Die Erkrankten zeigen ein bizarres Beschwerdespektrum, das neben körperlichen Störungen auch psychische Auffälligkeiten einschließt. Das Hauptsymptom ist eine extreme und anhaltende körperliche Erschöpfung, die so stark ausgeprägt ist, dass das tägliche Leben stark beeinträchtigt ist. Dazu kommen weitere Beschwerden, wie Muskel-, Hals-, Kopf- und Gelenkschmerzen, leichtes Fieber, Magen- und Darmbeschwerden, häufige Infekte, Herzbeschwerden, Schlafstörungen, Depressionen, Angst und Unruhezustände.

Verschiedene Ursachen führen zu diesem Leiden, das letztlich nichts anderes ist als eine mehr oder weniger ausgeprägte Entgleisung des Immunsystems: So zum Beispiel Virusinfektionen, Vergiftungen mit Umweltchemikalien, Allergien und Unverträglichkeiten, unkontrollierter Medikamentenkonsum, Überforderung und Stress etc.

Typischerweise trifft es zwanzig- bis vierzigjährige, karriere- und leistungsorientierte Menschen, die regelrecht aus ihrer Tätigkeit »herausgerissen« werden.

Ein solches Leiden, das heute gar nicht mehr so selten ist, muss daher unbedingt als ein Anzeichen dafür angesehen werden, dass die Lebensbatterie ein gewaltiges Leck hat. Es ist sorgfältig von einem kompetenten Arzt auszuheilen; gleichzeitig ist das eigene Lebenskonzept ehrlich und konsequent zu überdenken.

6

Verjüngungsmittel und ihr Nutzen

Der Schock: Alterserscheinungen am Körper

Beim einen zeigen sie sich früher, beim anderen später: die Spuren der vergangenen Jahre. Auch wenn ein Organismus gleichmäßig altert, so versetzen doch gerade die äußerlich sichtbaren Zeichen der Jahre die meisten Menschen in Angst und Schrecken. Spätestens, wenn erste Falten sich um Augen und Mundwinkel legen und/oder graue Haare am Kopf schimmern, wird mit allen Mitteln versucht, diese Spuren wieder auszuradieren. Dabei wird jedoch übersehen, dass das Altern ein den ganzen Organismus ergreifender Prozess ist und sich nicht nur an Haut und Haaren abspielt.

Im Gegenteil, es wird oft verkannt, dass die Haut wie kein anderes Organ als »Grenzfläche« zur Umwelt sowohl inneren als auch äußeren Einflüssen unterliegt. Äußere Einflüsse können die selektive Hautalterung deutlich beeinflussen und vorantreiben. Auch werden die Faltenbildung der Haut und das Ergrauen der Haare ganz erheblich von den Genen gesteuert. Menschen mit einem – anlagebedingt – starken Bindegewebe werden nicht so schnell faltig wie solche mit einem schwachen Bindegewebe. Neben den genetischen und ernährungsbedingten Faktoren sind es vor allem äußere Einflüsse wie Sonnenbestrahlung und Rauchen, die über den Zustand von Haut und Haaren entscheiden – letztlich also die Lebensweise. Die Haut ist kein biologischer Marker für den Alterungsprozess des gesamten Individuums; und dennoch sind es diese äußeren Veränderungen, die einen Menschen dazu bringen, sich auf die Suche nach einem Jungbrunnen zu machen und dabei viel Geld auszugeben.

Der Jungbrunnen des Mao Tse-tung

Die Idee, etwas gegen den Alterungsprozess zu tun, treibt manchmal recht originelle Blüten. Mao Tse-tung, jener gottgleich verehrte Herrscher der Chinesen, war stets bemüht, sich seinem Volk und dem Rest der Welt als jugendlich, fit und gesund zu präsentieren. Altern und Tod sind Tabuthemen für alle vergleichbaren Personenkulte dieser Erde. Millionen von Chinesen glaubten tatsächlich, Mao sei unsterblich. Sein Leibarzt Dr. Zhi-Sui Li weiß von seinem speziellen Verjüngungsrezept zu berichten.

Bereits in frühen Jahren muss Mao unfruchtbar geworden sein. Seine Prostata dagegen funktionierte normal, sodass er keine Potenzprobleme hatte. Mao war Anhänger taoistischer Sexualpraktiken. Diese sollten nämlich sein Leben verlängern. So behauptete er, er brauche »Yin shui« (das Wasser des Yin, d.h. die Vaginalsekrete der Frau), um sein zur Neige gehendes »Yang« zu ergänzen. Und dieses Yang war seiner Ansicht nach die Quelle seiner Macht, Stärke und Langlebigkeit. Folglich war er deshalb bestrebt, häufigen Geschlechtsverkehr zu haben und ging am liebsten mit mehreren Frauen gleichzeitig ins Bett. Je älter er wurde, desto jünger wurden die Mädchen, die er zu sich holte. Trotzdem starb Mao mit 83 Lebensjahren.

Die von Mao geübte Theorie und Praxis war sicher eine nicht unangenehme Form der Lebensverlängerung. In vielen Kulturkreisen und auch bei uns war es im Mittelalter und in der Frühen Neuzeit üblich, einen alten Mann dadurch verjüngen zu wollen, dass man ihm ein junges Mädchen zum Beischlaf zuführte. Sicherlich spielte dabei eine Rolle, dass man das Alter des Mannes früher an seiner Potenz maß. Solange man Kinder zeugen konnte, galt man als jung, egal wie alt man sonst aussah. So fanden Maos »Leistungen« auch Bewunderung, wenn eine seiner Konkubinen schwanger wurde. Nur der Leibarzt wusste, dass Mao trotz vielem »Yin shui« impotent war und dass das Kind wohl ein »Nebenschläfer« gezeugt haben musste.

Zweifellos wirkt sich eine regelmäßig ausgeübte Sexualität in hohem Alter positiv auf das Befinden aus. Die Hormonproduktion hält länger an, was sich günstig auf die körperliche und seelische Fitness auswirkt.

So ist es auch nicht verwunderlich, dass die ersten »Arzneimittel«, mit denen man Menschen verjüngen wollte, aus Affenhoden gewonnen wurden – allerdings mit bescheidener Wirkung. Heute geht man gezielter vor.

Schönheitsoperationen – Jugend durch das Skalpell

Etwa 100 000-mal pro Jahr rücken kosmetische Chirurgen in Deutschland mit Skalpellen und Nadeln eitlen Menschen auf den Leib, um das Idealbild der Jugend wieder herzustellen.

Ein junger Mensch hat eine glatte, straffe, elastische Haut. Falten werden durch eine gute Fettauspolsterung der Unterhaut vermieden. Altersflecke und sonstige Hauterscheinungen sind selten. Der Busen der Frau ist jugendlich straff und wohlgeformt. Übermäßige Fettanlagerungen fehlen normalerweise. Die Haare sind geschmeidig und füllig vorhanden. Und genau dieser Zustand soll mit solchen Operationen wiederhergestellt werden. Es gibt kaum eine Alterserscheinung, für die es keine spezielle chirurgische Methode gäbe. Herunterhängende Augenpartien werden ebenso wie die faltige Stirn geliftet, die Gesichter gestrafft und neu gepolstert, Nasen verformt, Fett wird an der einen Seite abgesaugt und zur Unterpolsterung von etwa Mundwinkeln oder Lippen wieder eingespritzt. Auf dem kahlen Kopf lassen sich neue Haare implantieren. All diese Maßnahmen sind medizinisch nicht erforderlich, sondern dienen nur dazu, nach außen weniger Jahre offensichtlich werden zu lassen, als man tatsächlich schon gelebt hat. Die Natur des Alters wird mit dem Skalpell zurecht gestutzt, so wie man einen alten Baum durch kräftigen Rückschnitt verjüngt, indem man ihn so zu neuem jugendlichen Austrieb bringt. Während der Baum jedoch tatsächlich durch den Rückschnitt junge Triebe produziert, ändert der Mensch lediglich seine Fassade und sein äußeres Erscheinungsbild. Die im Inneren des Körpers abgelaufenen Alterungsvorgänge lassen sich dadurch nicht beeinflussen.

Doch das äußere Erscheinungsbild ist in der heutigen Gesellschaft ein wesentliches Kriterium bei der Beurteilung der Menschen untereinander. Jugendliches Aussehen ist gefragt wie nie zuvor und auch so mancher Karriere förderlich. Wer sich nach so einer äußerlichen Rundumerneuerung wohler und besser fühlt, dem muss man nicht unbedingt davon abraten, denn seelische Ausgeglichenheit ist für die Gesundheit und die Lebensfreude eines Menschen genauso wichtig wie das richtige Funktionieren der inneren Organe. Menschen, die sich in ihrer Haut wohl fühlen, sind meist gesünder, leistungsfähiger und geselliger als solche, für die der Blick in den Spiegel ein Alptraum ist. Es ist für keinen Außenstehenden mit irgendeinem Schaden verbunden, wenn sich Menschen ein wenig die Jugend zurechtoperieren lassen.

Allerdings sollten Sie berücksichtigen, dass jede Operation einer Verletzung des Körpers gleichkommt, keine Narkose ohne Risiko ist und auch Silikonpackungen ihre Nebenwirkungen haben. Es können auch nicht beliebig oft Falten wegoperiert werden. Vorbeugen ist hier also besser als Schneiden.

So spielt die Lebensweise eine nicht unerhebliche Rolle für die Geschwindigkeit der Hautalterung. Das Bild der Haut spiegelt weitgehend die eigene Art durchs Lebens zu gehen wider. Neben einer ausgewogenen Ernährung und ausreichendem Schlaf ist besonders die optimale Durchblutung der Haut wichtig. Wissenschaftler sind der Meinung, dass durchblutungsfördernde Maßnahmen wie Bürstenmassagen und häufiger rascher Temperaturwechsel durch Brausen und Saunen den Alterungsprozess der Haut verlangsamen können. Sicher ist auch, dass die schlechte Hautdurchblutung durch Rauchen

(Nikotin!) geradezu gesetzmäßig zur typischen Raucherhaut führt, die durch eine graue Verfärbung, Erschlaffung und eine allmähliche Auszehrung gekennzeichnet ist. Dieses Phänomen beschränkt sich keinesfalls auf die Haut, sondern betrifft den gesamten Organismus einschließlich des Skeletts. Langjährige Raucher wirken tatsächlich ein wenig wie »geschrumpft«. Auch Wind und Wetter nehmen Einfluss auf die Hautalterung. So ist die wettergegerbte Haut der Land- und Seeleute oder der Freiluftfanatiker nicht durch Regen und Wind, sondern ausschließlich durch das Sonnenlicht, und zwar durch dessen Anteil im ultravioletten Bereich, bedingt. Deutlich kann man sich diesen Effekt vor Augen führen, wenn man wenig der Sonne exponierte Hautteile wie z.b. die Haut an den Oberschenkeln oder auf der Innenseite des Arms mit ständig exponierter Haut wie beispielsweise der Gesichtshaut vergleicht. Auch die Haut kahler Schädelteile altert deutlich schneller als die behaarter Bezirke. Die lichtschützende Wirkung der Behaarung zeigt auch deutlich, dass die ganze Sonnenlichtproblematik für den Menschen erst mit dem Verlust der Körperbehaarung begann. Andererseits zeigt sie auch den Wert einer angemessenen Bekleidung als zuverlässigem Alterungsschutz der Haut an. Das Bemühen um eine möglichst jugendliche, faltenfreie Haut sollte also zunächst in der eigenen Lebensweise ansetzen, bevor man sich unter das Messer begibt.

Kosmetika als Faltenkiller

Ein Blick durch die Regale der Kosmetikabteilungen großer Kaufhäuser und Drogerien verrät: Der Kampf gegen das Altern soll mit Cremes und Lotionen gewonnen werden. In den Labors der kosmetischen Industrie wird fieberhaft geforscht und experimentiert, um immer wieder neue Produkte zu entwickeln. Der Markt wird mit einer großen Menge von Produkten mit immer raffinierteren Wirkstoffen überflutet, mit den sogenannten Faltenkillern.

Fruchtsäuren

Normalerweise wandern die Zellen aus den tieferen Hautschichten im 28-Tage-Rhythmus nach oben, verhornen und werden als Schuppen abgestoßen. Durch Alterung, Stress usw. werden die Zellen träger, alles geht langsamer. Zudem nimmt die Produktion der Stützfasern Kollagen und Elastin im Bindegewebe ab. Sie verändern auch ihre Struktur und verklumpen: Es entstehen Furchen und Falten. Außerdem verliert die Haut zunehmend ihre Fähigkeit, Feuchtigkeit zu speichern. Die Folge: Die Haut wirkt schlaff und müde. Genau diesen Zustand soll der als Faltenkiller der Neunzigerjahre gepriesene Wirkstoff AHA (α-Hydroxysäure, nach dem englischen Alpha-Hydroxy Acid) beheben, indem er die alte Haut abschält und neue zum Vorschein kommen lässt.

Diese α-Hydroxysäuren sind natürlicherweise in Früchten oder Milch vorhanden. Hautärzte nutzen die hautwirksamen Säuren in Konzentrationen bis zu 70 Prozent seit 20 Jahren in der Aknebehandlung, bei krankhafter Schuppenbildung oder bei Pigmentstörungen. Eher nebenbei wurde entdeckt, dass sie auch verschönernde Wirkung haben. Die Haut der Patienten wirkte straffer, zarter und sah jünger aus. Klar, dass die Kosmetikfirmen aufhorchten.

Heute haben fast alle Hersteller, auch solche von Naturkosmetika, ein AHA-Produkt im Sortiment. Diese Fruchtsäuren dringen zwischen die Hornzellen der obersten Hautschicht ein und lösen dort die Kittsubstanz. Sie wirken also wie ein chemisches Peeling und ätzen die alte Hautschicht regelrecht ab. Trockene alte Schüppchen werden dadurch schneller abgestoßen. Frische feuchtigkeitsreiche Zellen kommen an die Oberfläche. Gleichzeitig wird die Zellneubildung in den tieferen Hautschichten stimuliert. Es kommt ebenfalls zur Neubildung von festigendem Kollagen. Diese Fruchtsäuren kurbeln den natürlichen Hautkreislauf wieder an. Tatsächlich wird die Haut dadurch kurzfristig glatter, geschmeidiger und samtiger – und damit hat das Produkt zunächst seine verjüngende Wirkung erfüllt. Dieser Effekt muss jedoch täglich aufs Neue stimuliert werden und hält nur kurzfristig an. Der große Nachteil: Wie das Sonnenbaden führt er später zu einer schnelleren Alterung der Haut, da ja die Geschwindigkeit der Zellerneuerungsvorgänge und damit der Abnutzungserscheinungen gefördert wird. Es wird der Takt der biologischen Uhr in der Haut noch beschleunigt. Wie bereits geschildert, kann jeder Vorgang im Körper nur begrenzt wiederholt werden. Das gilt auch für das Erneuern von Hautzellen. Wer hier also »Gas gibt«, schöpft seine Ressourcen schneller aus und beschleunigt den Alterungsprozess.

Außerdem reagiert eine mit Fruchtsäuren behandelte Haut empfindlicher auf äußere Reize. Da die schützende Hornschicht durch dieses chemische Peeling dünner wird, reagiert die Haut empfindlicher auf UV-Strahlung, Sonnenlicht und andere Kosmetika. Auch dürfen solche Cremes keinesfalls in Kontakt mit den Schleimhäuten der Augen, Nase oder des Mundes kommen.

Vitamin-A-Säure

Ein recht aggressives Produkt, das diesen Fruchtsäuren vorausging und heute immer noch in »Schönheitspraxen« verwendet wird, ist die Vitamin-A-Säure, ein künstlich hergestellter Vitamin-A-Abkömmling. Sie ist unter den Bezeichnungen Retinsäure, Tretinoin oder Retin-A im Handel. Als ca. 0,1-prozentige Salbe wirkt das stark hautreizende Mittel wie eine Schälkur. Zuerst entzündet sich die Haut, dann erneuern sich die Zellen, die gleichzeitig auch verstärkt Kollagen anlagern sollen. Auch Blutgefäße sollen sich neu bilden können. Die Anwendung dauert vier Wochen; während dieser Zeit sind keine UV-Strahlung und andere starke Klimaeinflüsse erlaubt, da die Säure die Haut während der Behandlung extrem empfindlich macht. Bereits wenige Tage nach der Anwendung rötet sich die Haut, schuppt sich und juckt über mehrere Wochen, sodass sogar eine Kortisonbehandlung erforderlich sein kann. Die Haut geht in großen Fetzen ab und darunter kommen die ersehnten jungen rosigen neuen Hautschichten zum Vorschein. Damit die Wirkung anhält, muss die Haut regelmäßig weiter mit diesen Salben eingerieben werden. Manche Ärzte verwenden in Schönheitskliniken zusätzlich noch Lotionen mit ätzenden anderen Stoffen, wie Trichloressigsäure oder Phenol, die beide leberschädigend wirken. In Deutschland bestehen gegen diese Art der Verjüngung mittlerweile große Bedenken. Was die Wirkung auf die Hautalterung betrifft, so gilt hier das Gleiche wie für die Fruchtsäuren.

Wirkstoffcremes

Ein weiterer Ansatz, um dem Bindegewebe neue Impulse zu geben, damit mehr stützendes Kollagen und Elastin aufgebaut werden kann, sind spezielle Botenstoffe, die mit den Cremes in die Haut geschleust werden sollen. Meist sind es Eiweißbausteine, z.b. aus der Milch oder aus Tier-Seren, die in die Zellen eingeschleust werden, oft sogar verkapselt in Lipo- oder Nanosomen – Transportstrukturen, mit denen die Wirkstoffe tief ins Gewebe gebracht werden. Wegen einer möglichen Allergieauslösung sind derartige – meist von Tieren gewonnene – Substanzen nicht unbedenklich.

Daneben enthalten viele Cremes die Vitamine C und E, die freie Radikale abfangen und unschädlich machen sollen. Freie Radikale sind recht aggressive Stoffwechselprodukte, die in der Haut zusätzlich auch unter der Einwirkung von Sonnenlicht entstehen. Sie greifen die kollagenen Stützfasern des Bindegewebes an und zerstören sie. Solche Radikalfänger verleihen der Haut zwar eine ansprechende Oberfläche, können jedoch nicht die Ursache der freien Radikale in den tieferen Schichten bekämpfen. Hier hilft nur ein schonender, maßvoller Umgang mit der Sonne.

Es ist richtig, die Haut mit Cremes vor Umwelteinflüssen wie Kälte, UV-Strahlen, Schadstoffen etc. zu schützen und sie damit vor Schäden zu bewahren. Auch fördert es das Selbstwertgefühl, mit Kosmetika die äußere Optik der Hautoberfläche posi-

Tabelle 4: Schönmacher für die Haut

Substanz	Wirkung	enthalten in folgenden Nahrungsmitteln
Vitamin A, Betacarotin	macht die Haut glatt und geschmeidig, kräftigt Haare und Fingernägel	einige Fischarten, Leber, Butter, Käse, gelbe Gemüse und Früchte, Spinat, Feldsalat
Vitamin C	strafft das Bindegewebe	frisches Obst und Gemüse, insbesondere Zitrusfrüchte
Vitamin E	beugt altersbedingten Pigmentablagerungen in der Haut vor	pflanzliche Speiseöle
ungesättigte Fettsäuren	machen die Haut geschmeidig und zart	Pflanzenöle Fischöle
Squalen*	beugt der Faltenbildung vor	Avocados, Haifischöl
Cystein	verbessert die Hautstruktur	Eier, Milch, Vollkornprodukte
Kalzium	fördert die Erneuerung von Haut, Haaren und Fingernägeln	Milch(produkte), dunkelgrüne Gemüse (Brokkoli, Kresse, Grünkohl, Löwenzahn), Nüsse
Eisen	verbessert die Sauerstoffversorgung der Haut (rosige Haut)	rotes Fleisch, Schwarzwurzeln, Süßkartoffeln, Portulak
Zink	schützt Haut und Haare vor schädlichen Umwelteinflüssen	Austern, Weizenkleie, Edamer, Bierhefe Sonnenblumenkerne

* natürlich vorkommende, fettähnliche Substanz; Bestandteil vieler Hautcremes

tiv zu verändern (dekorative Kosmetik). Derartige Maßnahmen sind daher durchaus empfehlenswert, da sie die Haut pflegen und ein schönes Gesicht dem ganzen Körper Wohlbefinden schenkt. Was Cremes und Lotionen aber nicht können: Sie können die Haut nicht ernähren. Die Versorgung der Hautzellen mit den nötigen Vitaminen, Mineralien, Bau- und Betriebsstoffen erfolgt ausschließlich über das Blut und damit letztlich über die tägliche Kost. Schöne Haut beginnt also beim Essen. Und das ist sehr viel kostengünstiger als der Kauf teurer Wirkstoffcremes.

Zu den Mitteln, zu denen mehr der Mann greift, gehören Haarwuchs- und Haarpflegemittel. Sie alle dienen – bis zu einem gewissen Grad – auf chemischem Weg der Verschönerung des Haares. Die Zufuhr geeigneter Hormone, Vitamine, Nährstoffe usw. soll das Haarwachstum anregen und den Haarausfall begrenzen oder gar verhindern. Allerdings sollten keine allzu großen Hoffnungen in diese Mittel gelegt werden. Gerade Haarausfall ist zu einem großen Teil erblich bedingt und kaum veränderbar. Die meisten Haarwasser enthalten eine breite Palette von Substanzen wie z.B. Alkohol, Schwefel, Salicylsäure, Vitamine und körpereigene Haarwuchsstoffe sowie antibakterielle Substanzen und Parfüms. Allergiker sollten hier vorsichtig sein.

Verjüngungsmittel aus Küche und Apotheke

Sehr geläufig ist die Vorstellung, sich Jugendlichkeit einverleiben zu können. Der Ansatz ist richtig: Ein optimal ernährter Körper altert langsamer. Allerdings funktioniert das nicht in gleicher Weise wie das Auffüllen des Autotanks mit Treibstoff. Die Ernährung muss in der Summe stimmen, die isolierte Zufuhr eines Stoffes kann meist nur wenig ausrichten. Außerdem hat jeder Mensch seine individuellen Bedürfnisse, d.h. jeder Mensch braucht seinen eigenen »Lebenssprit«, also eine typgerechte Versorgung. Im Folgenden werden einige der beliebtesten Verjüngungsmittel aus Küche und Apotheke vorgestellt.

Knoblauch: Diese Pflanze wurde schon bei den Ägyptern und Römern geschätzt, um Arzneimittel gegen eine Vielzahl von Leiden herzustellen. Heute sind Knoblauchpräparate wirtschaftlich wichtige Produkte der Pflanzentherapie, und aus diesem Grund war Knoblauch 1989 auch die Arzneipflanze des Jahres. Knoblauchpräparate beeinflussen nachgewiesenermaßen positiv die Fließeigenschaften des Blutes, indem sie das Blut »dünner« machen. Sie senken ferner den Blutdruck und wirken sich günstig auf die Fettverteilung des Blutes aus. Sie sind daher vorbeugend gegen verschiedene Formen von koronaren Herzkrankheiten (u.a. Arteriosklerose, Herzinfarkt). Die Dosierung sollte jedoch unter 4 Gramm pro Tag bleiben. Knoblauch kann in hoher Dosierung nämlich durchaus auch unangenehme Nebenwirkungen haben, die sich nicht nur auf den intensiven Geruch beschränken. Bekannt sind Hautreizungen, Durchfall, Blutdruckabfall, Nierenfunktionsstörungen und Asthmaanfälle. Unter Umständen kann es auch zu Übelkeit, Erbrechen und Allergien kommen. Knoblauch ist in sehr vielen Geriatrika enthalten und wird auch in Form geruchsneutraler Kapseln mit gleicher Wirksamkeit angeboten. Es ist nicht falsch, regelmäßig Knoblauch in der täglichen Ernährung einzusetzen.

Jogurt und Kefir: Diesen beiden Produkten wird lebensverlängernde und jungerhaltende Wirkung nachgesagt. Das kommt hauptsächlich daher, dass die bekanntlich langlebigen Kaukasier sich schwerpunktmäßig von diesen Milchprodukten ernährten. Jogurt wird seit alten Zeiten von den Völkern des Balkans und Armeniens durch Gärung von eingedickter Milch über Bakterien hergestellt und getrunken. Das hohe durchschnittliche Alter der Bulgaren und anderer Balkanbewohner führte Anfang des 20. Jahrhunderts zu einer Theorie des Nobelpreisträgers Ilja Metschnikoff (Nobelpreis 1908), der dieses hohe Alter dem starken Genuss von Jogurt zuschrieb. Diese Theorie hat sich aber als nicht haltbar erwiesen. Dennoch ist Jogurt ein sehr wertvolles Nahrungsmittel, das vor allem auf die Darmflora einen günstigen Einfluss ausübt. Auf ähnliche

Weise wirkt auch das Milchgärungsprodukt Kefir, an dessen Herstellung neben verschiedenen Bakterien auch Hefen beteiligt sind. Zudem enthalten diese beiden Milchprodukte wertvolles Eiweiß sowie zahlreiche Vitamine und Mineralien, vor allem Kalzium.

Regelmäßiger Genuss von Jogurt und Kefir versorgt also den Körper mit wichtigen Bau- und Betriebsstoffen.

Vitamine: Vitamine gelten derzeit als die populärsten Verjüngungsmittel. Allein in Deutschland geben die Menschen jährlich rund 700 Millionen Mark für Vitamin- und Mineralstofftabletten aus. Die meisten dieser Produkte funktionieren nach dem Gießkannenprinzip. Es ist von jedem Vitamin etwas drin, meist aber in einer geringen Dosis, die auch keinen Schaden anrichtet. Deshalb können derartige Produkte auch bedenkenlos verkauft und geschluckt werden.

Es ist unbestritten, dass es mit fortschreitendem Lebensalter in manchen Bereichen zu einem erhöhten Vitaminbedarf kommt. Der alternde Organismus kann auch, bedingt durch ein Nachlassen der Funktion der Magen- und Darmschleimhaut viele Stoffe aus der Nahrung nicht mehr optimal aufnehmen, sodass durch eine Höherdosierung der jeweils fehlenden Vitamine und Mineralien die ausreichende Versorgung gewährleistet werden muss. Ein Nachhelfen mit entsprechenden Präparaten ist hier also durchaus sinnvoll und fördert die Gesunderhaltung des Organismus.

Ferner garantieren die heutigen Lebensmittel nicht mehr unbedingt eine ausreichende Versorgung mit lebenswichtigen Vitaminen und Mineralien. Dies liegt hauptsächlich daran, dass entsprechend der lokalen Umweltbelastung und des Pestizideinsatzes der Mineral- und Vitamingehalt von Obst und Gemüse gesunken ist. So sind beispielsweise durch intensive Landwirtschaft die Böden in Deutschland an Selen und Magnesium extrem verarmt. Auch bewirkt der saure Regen, dass im Boden vorhandene Mineralstoffe nicht mehr der Pflanze zur Verfügung stehen. So leiden selbst einstige Vitaminbomben wie Tomaten, Karotten, Bananen, Spinat oder Erbsen unter »Schwindsucht«. Nach einer neueren Studie der Justus-Liebig-

Universität Gießen hat in den letzten 30 Jahren besonders der Gehalt an Vitamin C, Magnesium und Kalzium in Obst und Gemüse abgenommen. Normale Ernährung ist also nicht immer bedarfsdeckend.

Daneben können stressbedingte Stoffwechselentgleisungen, beispielsweise durch Arbeitsüberlastung, Ärger, Trauer, Liebeskummer, oder auch Vergiftungen des Körpers mit verschiedenen Stoffen, beispielsweise mit Arzneimitteln, Umweltgiften oder auch Lebensmittelgiften (Konservierungsstoffe, Farbstoffe etc.) den körpereigenen Bedarf an Vitaminen und Mineralien in die Höhe schnellen lassen. Ein erhöhter Vitaminbedarf liegt außerdem bei verschiedenen Krankheiten, wie bei fieberhaften Infektionen, Malignomen, Magen-Darm-Störungen oder nach Operationen und Verletzungen vor. Mehr oder weniger ausgeprägte Defizite an Vitaminen und Mineralien zeigen ferner Krankenhauspatienten (bedingt durch ihre Krankheit und durch die in fast allen Krankenhäusern minderwertige Kost) und Menschen, die künstlich ernährt werden.

In all diesen Situationen hat die Einnahme eines entsprechenden Vitaminpräparats eine günstige Wirkung auf die Gesundheit.

Vitamine und Mineralstoffe zu schlucken kann demnach durchaus sinnvoll, in manchen Fällen sogar unerlässlich sein.

Allerdings ist hierbei sorgfältig vorzugehen, denn Vitamine und Mineralien sind keine isoliert wirkenden Stoffe, sondern immer Teil einer ganzen Stoffwechselkette- bzw. eines Stoffwechselnetzwerks. Es nützt wenig, nach eigenem Gutdünken aufgrund manches Ratschlags aus der Laienpresse ein Multi-Präparat aus dem Supermarkt zu kaufen, getreu dem Motto »viel hilft viel«. Zunächst sollte von einem kompetenten Arzt durch eine Blutuntersuchung festgestellt werden, welche Stoffe dem Körper tatsächlich fehlen, und nur diese sind dann gezielt zu substituieren. Dadurch lassen sich tatsächlich vorzeitige Altersbeschwerden verhindern und die Gesundheit stabilisieren (siehe Kapitel 7).

Allerdings sollten solche Pillen keinesfalls eine Nachbesserung oder gar Ersatz für eine »schlampige« Lebensführung sein. Häufig gehen Vitamin- und Mineralstoffmängel – insbesondere bei jüngeren Menschen – auf Nachlässigkeiten im Umgang mit dem eigenen Körper zurück (z.B. Ernährungsfehler, zu wenig Erholungspausen etc.). Und genau hier, an der Ursache also, sollte saniert werden. Das ist langfristig kostengünstiger und wirkungsvoller als ein ständiges Nachbessern der entstandenen Mängel.

Melatonin: Zahlreiche Wissenschaftler halten das zu nächtlicher Stunde von der Zirbeldrüse ausgeschüttete Hormon Melatonin für ein wirkungsvolles Elixier gegen das Altern. Und in der Tat kann das Melatonin helfen, die jugendliche Frische zu bewahren, allerdings über einen verblüffend einfachen Mechanismus. Melatonin ist die natürliche Schlaftablette des Körpers, die dafür sorgt, dass sich die abendliche Bettschwere einstellt, die einen Menschen dazu bringt, sich hinzulegen und schließlich einzuschlafen. Ein erholsamer und im richtigen Rhythmus ablaufender Schlaf ist die tägliche Verjüngungskur für den Organismus schlechthin. Es ist der Zustand, in dem der Körper seine Energiereserven wieder auftankt. Durch das Hormon Melatonin hat die Natur vorgesorgt. Menschen, die schlecht schlafen, sehen immer älter und kränker aus als ihre gut ausgeschlafenen Zeitgenossen (siehe Kapitel 4).

Wer unter echten (durch eine ärztliche Untersuchung festgestellten) Schlafstörungen leidet, dem kann eine regelmäßige, dosierte Melatonineinnahme helfen, wieder in den normalen Takt zu kommen. Allerdings ist das Schlucken einer solchen Pille – sofern keine Grunderkrankung die Schlafstörung ausgelöst hat – nur die Kompensation eines schlaffeindlichen Lebensstils. Zunächst ist also die Lebensweise zu überdenken und entsprechend zu korrigieren, bevor mit einer medikamentösen Einschlafhilfe nachgeholfen wird.

Ferner sollten derartige Präparate nicht vor einem Lebensalter von 40 Jahren (jüngere Menschen verfügen meist noch über eine ausreichende Melatoninproduktion; auch lässt sich bei ihnen ein abgesunkener Spiegel oft durch eine Änderung der Lebensweise wieder beheben – außer bei Vorliegen einer behandlungsbedürftigen Indikation) und unter der Kontrolle eines guten Arztes begonnen werden. Nebenwirkungen einer solchen Medikation in richtiger Dosierung sind bisher nicht bekannt geworden.

Es gibt allerdings Studien, wonach eine zu hohe Melatoninzufuhr in Zusammenhang mit einem erhöhten Krebsrisiko der Geschlechtsdrüsen gebracht wird. Außerdem: Melatonin ist der Gegenspieler des männlichen Sexualhormons Testosteron. Zuviel Melatonin bremst also die Libido, d.h. das sexuelle Verlangen nimmt ab.

DHEA (Dehydroepiandrosteron): Ein weiterer Kandidat und geradezu die heißeste Waffe im Reich der Jungmacher ist das Nebennierenhormon DHEA. Diese Verbindung wird in der Nebennierenrinde gebildet und ist ein Zwischenprodukt bei der Synthese der männlichen und weiblichen Geschlechtshormone. Mittlerweile weiß man, dass diese Substanz in vielfältigster Weise im Körper seine Wirkungen entfaltet und zahlreiche Regelkreise günstig beeinflusst, also ein ausgesprochenes »Wellnesshormon« ist. Im Stoffwechselgeschehen ist DHEA vereinfacht ausgedrückt der Gegenspieler des Stresshormons Kortisol und bremst dessen Wirkung auf den Organismus. Es ist eine im Körper überaus häufig vorkommende Verbindung, gewissermaßen die »Mutter der Hormone«.

In Versuchen zeigte sich, dass DHEA-Verabreichungen die Lebensspanne von Labortieren um etwa 50 Prozent verlängern konnten, die Tiere vitaler und jugendlicher machten und ferner vor Übergewicht und Krebs schützten. Beim Menschen fanden die Forscher, dass niedrige DHEA-Spiegel im Blut mit einem höheren Risiko für Krebs und für manche Altersleiden wie Alzheimer, Osteoporose und Herzinfarkt einhergehen. Festgestellt wurde auch eine immunstärkende und schlaffördernde Wirkung von DHEA. Überdies steuert es die Fettspeicherung im Körper und bestimmt, ob zugeführte Kalorien als Fett abgelagert oder in Wärmeenergie umgewandelt werden: DHEA unterstützt also das Einhalten des normalen Körpergewichts.

Junge Menschen mit etwa 25 Jahren haben einen maximalen DHEA-Spiegel im Blut. Bei 40-Jährigen ist er um etwa die Hälfte abgesunken. Mit zunehmendem Alter fällt der Gehalt dann stetig ab. Ein optimaler DHEA-Spiegel im Blut kann tatsächlich wie ein Jungbrunnen wirken, allerdings – wie schon Melatonin – über zwei verblüffend einfache Mechanismen: über einen ausgewogenen Hormonhaushalt und über gutes Schlafen. DHEA sorgt dafür, dass der nächtliche Schlaf zu dem erholsamen Muster von Tiefschlaf und Traumschlaf führt, indem es die Traumphasen ablaufen lässt, also dem Gehirn eine Folge von teilweise recht bizarren Bildern entlockt. Nur wenn sich diese beiden Phasen abwechseln, kann Schlafen auch regenerierend wirken.

Dieses Hormon ist ferner der Muntermacher des Gehirns: In den frühen Morgenstunden steigt seine Konzentration an, die Gehirnaktivität nimmt zu, bis der Mensch erwacht. Ein ausreichend hoher DHEA-Spiegel sorgt dafür, dass das Gehirn den ganzen Tag wach und munter bleibt.

Als Gegenspieler des Stresshormons Kortisol ist DHEA ein Schutzstoff gegen die Folgen von übermäßigem Stress. Zu viel Stress lässt jeden Organismus schneller verschleißen. DHEA zieht hier eine Art »Notbremse«.

Der DHEA-Spiegel im Blut läßt sich gut messen. Nur wenn hier Mängel festgestellt werden, sollte mit Pillen nachgeholfen werden. Ansonsten gilt auch hier, dass eine entsprechende Lebensweise die erste Grundlage für einen optimalen DHEA-Spiegel im Blut sein sollte. Vor allem Stress sollte bekämpft werden, da Stress und Hektik die schlimmsten DHEA-Räuber sind.

DHEA-Experten empfehlen durchaus, den in späteren Lebensjahren abgesunkenen DHEA-Spiegel wieder in den Bereich von jugendlichen Werten aufzufüllen. Übereinstimmend berichten damit behandelte Menschen über eine gesteigerte Vitalität, besseren Schlaf, glattere Haut und erhöhte Libido.

Geriatrika und andere Wundermittel

Echte Verjüngungsmittel bleiben wohl ein nicht realisierbares Ziel der pharmakologischen Forschung. Dennoch ist die Wissenschaft gegenüber den Alterserscheinungen nicht hilflos geblieben. Es gibt mittlerweile sehr viele chemische Substanzen, die das Altern und den Tod tatsächlich hinauszögern, indem sie den lebensfeindlichen Prozessen entgegensteuern. Es handelt sich hierbei um die klassischen Medikamente, die in vielen Notfällen eingesetzt werden und lebensrettend wirken, wie beispielsweise Mittel bei Herzinfarkt, Schmerzmittel oder Antidepressiva. Daneben gibt es viele Präparate zur körperlichen und geistigen Leistungssteigerung alter Menschen, sogenannte Geriatrika, die durchaus die Lebensqualität des älteren Menschen erhöhen können. Zu Pflanzenstoffen, die zu Geriatrika verarbeitet werden, zählen vor allem – meist alkoholische – Auszüge aus Knoblauch, Zwiebeln, Ginsengwurzeln, Melisse, Baldrian, Weißdorn, Weizenkeimen, Mistel, Johanniskraut, Anis, Wacholder, Majoran, Rosskastanie und aus vielen anderen Stoffen, die teilweise mit Vitaminen, Mineralien, Spurenelementen und anderen Stoffen versetzt sind. Viele dieser Pflanzen wie Melisse, Baldrian, Weißdorn und Mistel enthalten auch geringe Mengen an Melatonin, was also den guten Schlaf und damit den Erholungseffekt des Organismus begünstigt.

Vor körperlichem und seelischem Verschleiß schützen soll nach neueren Erkenntnissen vor allem Ginseng.

Ginseng ist eine staudenartige, anemonenähnliche Pflanze, die in Korea und in China wild wächst, dort aber auch angebaut wird. Die Wurzel enthält Steroidderivate, also ähnliche Substanzen, aus denen auch die Geschlechtshormone aufgebaut sind. In der chinesischen Medizin wird sie als lebensverlängerndes, aphrodisierendes Tonikum angewandt. Diese Steroide und weitere Inhaltsstoffe aktivieren ganz allgemein den Eiweiß- und Nukleinsäurestoffwechsel (Nukleinsäuren sind die Bausteine der Gene). Sie sorgen also dafür, dass die Stoffwechselleistung der Zelle angekurbelt wird. Dadurch kommt es auch zu mehr Zellteilungen. Außerdem regen nach Forschungsergebnissen von Schweizer Wissenschaftlern Ginsengbestandteile das Immunsystem an, indem sie das Heer der abwehrbereiten Zellen (insbesondere natürliche Killerzellen, B- und T-Lymphozyten) aufrüsten. Wegen dieser unspezifi-

schen Immunstimulation zählt die Ginsengwurzel auch zu den
»biological response modifiers«. Ferner zeigt Ginseng einen
Einfluss auf die Mechanismen zur Reparatur der Erbsubstanz.
Gut belegt ist auch die Steigerung der körperlichen Ausdauer-
leistung (um etwa drei Prozent). Ginsenginhaltsstoffe optimieren die Energiegewinnung im Muskel. Viele Sportler nehmen
Ginseng ein, zumal es nicht als Doping gilt. Dieser leistungs-
steigernde Effekt ist allerdings bei un- oder wenig trainierten
Personen noch ausgeprägter.

Ferner soll Ginseng Gedächtnis und Aufmerksamkeit steigern, Appetit und Schlafqualität bessern und allgemein die
Stimmung heben. Als sogenanntes Adaptogen soll es die Resistenz gegen Belastungen (Stressreize) steigern. Aufgrund dieser
Eigenschaften ist ein Einsatz von Ginseng bei verschiedenen
Immunschwächezuständen oder in der Rekonvaleszenz nach
viralen oder anderen Infekten sinnvoll.

Eine erst kürzlich abgeschlossene Studie über den Einsatz
von Ginseng bei Personen mit Atemwegserkrankungen zeigte,
dass die tägliche Einnahme von 200 Milligramm Ginseng die
Lungenfunktion um 10 bis 15 Prozent verbesserte. Der Sauer-
stoffgehalt im Blut stieg um etwa 20 Prozent an.

Weiterhin soll Ginseng die Blutgerinnung vermindern (das
Blut wird flüssiger), die Blutbildung anregen sowie eine chole-
sterinsenkende Wirkung haben. Ginseng hat sich damit – wohl
zu Recht – einen festen Platz in der Reihe der Geriatrika er-
obert.

Unter den chemischen Geriatrika sind hauptsächlich Substanzen vertreten, die auf die Gedächtnis- und Gehirnleistung
einwirken. Vielfach werden Gehirnbotenstoffe bzw. deren Vor-
stufen verabreicht, um der altersbedingten Vergesslichkeit ent-
gegenzuwirken. Solche Substanzen müssen aber von einem
Arzt nach strenger Indikationsstellung verordnet werden.

Frischzellenkuren – Vitalität aus totem Gewebe

Der Schweizer Arzt P. Niehans ging bei der Betrachtung des Alterns des Menschen nicht ganz ohne Grund davon aus, dass den alternden Zellen jene Stoffe fehlten, die im jugendlichen Körper noch in Hülle und Fülle vorhanden sind. Nach dieser Vorstellung sollte eine Zelle oder ein Organ wieder jung werden oder zumindestens seine Alterung gebremst werden, wenn diese Stoffe wieder zugeführt würden. Die einzige zugängliche Quelle dieser jungen Zellen waren Föten von Tieren, denen noch maximale Potenz hinsichtlich potenzieller Lebenserwartung zugestanden werden musste. Der Forscher züchtete aus diesem Grund Schafe, Kälber usw. und entnahm ihnen embryonales, teilweise auch postnatales jugendliches Gewebe von verschiedenen Organen. Besonders gern wurden Plazentabestandteile (Bestandteile des Mutterkuchens) verwendet (die auch heute noch in Hautcremes eingesetzt werden). Aus diesen, frisch geschlachteten Tieren entnommenen Fötalgeweben wurden Zellsuspensionen hergestellt, die den Patienten unmittelbar in die Blutbahn gespritzt wurden. Der Forscher postulierte, dass die Spenderzellen selektiv zu den entsprechenden Organen des Empfängers wandern, also z.B. Leberzellen zur Leber, Nierenzellen zur Niere, und dort eingebaut würden. Das Organ sollte auf diese Weise einen Verjüngungsprozess erleben.

Nach einer anderen Theorie beruht der Erfolg der Frischzellentherapie auf der vermehrten Bildung von Antikörpern, also auf einer Anregung des Immunsystems. Der aufnehmende Organismus erkennt nämlich in den eingespritzten Zellen sofort einen Fremdstoff, den er kräftig bekämpft. Durch diesen Effekt soll insgesamt die Abwehrkraft des Empfängers gesteigert werden. Tatsächlich sollen positive Wirkungen bei verschiedenen Krankheiten (Blutarmut, Hochdruck, Leberschrumpfung usw.), aber auch und vor allem bei Alterserscheinungen eingetreten sein. Die große Menge an eingespritzten fremden Zellen kann aber auch zu einer Überreaktion des Abwehrsystems führen und unter Umständen sogar zu einem tödlichen allergischen Schock. Diese Therapieform, die in Deutschland derzeit an zehn Sanatorien praktiziert wird, soll demnächst verboten werden. Die Gründe hierfür sind Infektionsgefahr und nicht nachgewiesene medizinische Wirksamkeit.

Eingesetzt werden jedoch noch Organextrakte in verschiedenen Cremes, die äußerlich angewendet oder unter die oberste Hautschicht gespritzt werden. Dadurch soll in der Haut das Gleichgewicht zwischen Auf- und Abbau wieder in Richtung Aufbau verschoben werden. In Cremes wurden sogar Fötuszellen von Menschen eingesetzt. Die ehemalige DDR hat abgetriebene Föten für solche Zwecke nach Frankreich verkauft!

Derartige Therapieformen, bei denen ausschließlich tierisches Gewebe verabreicht wird, sind jedoch in den Zeiten des Rinderwahnsinns schlagartig recht unbeliebt geworden.

Kann man Jugend kaufen?

Der Glaube der meisten Menschen an die verjüngende Wirkung von diversen Vitamin- und Hormonpillen aus der Apotheke ist ungebrochen. Vermutlich hängt dies mit dem Machbarkeitswahn des modernen Menschen zusammen. Die Leute stellen sich den Körper wie einen Motor vor, bei dem man nur mal den Tank auffüllen muss. Doch ein Organismus funktioniert nicht nach einem so einfachen Ursache-Wirkungs-Modell. Zu vielfältig sind die Einflüsse, die Gesundheit und Alterungsvorgänge bestimmen.

Weitgehend einig sind sich die Wissenschaftler aber in der Aussage, dass die Ernährung ein wichtiger Faktor ist, der ein langes Leben begünstigt. Wer sich also ausgewogen ernährt, legt damit eine gute Grundlage für Vitalität, Gesundheit und Lebensjahre. Achtet man dann noch darauf, dass die Lebensweise nicht zu viele Vitalstoffe kostet, so ist das eine gute Basis für viele Lebensjahre.

Tabelle 5: Häufige Verhaltensweisen, die dem Körper
wichtige Vitalitätsfaktoren entziehen

Verhalten	raubt dem Körper hauptsächlich...
Rauchen	Vitamin C
Ärger, Wut	Vitamin C
Aufregung, Angst	Vitamin B_6
Dauerstress, Arbeitsüberlastung	Magnesium
Stress, Hektik, exzessiver Sport	Antioxidantien (Vitamine A, C, E, Selen)
Kummer und Sorgen	Zink
zu wenig Bewegung an frischer Luft, zu langer Aufenthalt in der Nähe elektrischer Geräte (z.B. Fernseher, Computer, Handys etc.)	Melatonin
zu wenig Sonnenlicht	Vitamin D_3
Ernährungsfehler (Fertigprodukte, Diät, einseitige Kost)	Coenzym Q_{10}, Folsäure, Vitamin B_{12}

Echte Vitamin- und Mineralstoffmängel sollten durch eine ärztliche Untersuchung aufgespürt und entsprechend behandelt werden. Es sollte auch nicht über den von der Natur vorgesehenen »Höchstwert« im Körper therapiert werden (im Gegensatz dazu die pharmakologische Therapie bei schweren Krankheiten wie Krebs, AIDS, Autoimmunerkrankungen etc., bei denen sehr hohe Dosen zur Behandlung eingesetzt werden und auch heilend wirken).

Indem man nur die Stoffe dem Körper nachliefert, die tatsächlich fehlen, vermeidet man auch, unnötig Geld für Produkte auszugeben, die zwar nicht schaden, aber auch keine Wirkung zeigen. Wegen dieser fehlenden individuell zugeschnittenen Dosierung haben auch die vielen als jungmachend gepriesenen Präparate schlechte Karten. Sieht man von Placeboeffekten ab, bleiben nur extrem wenige Mittel übrig, denen man eine wie auch immer geartete vorhandene Wirkung bescheinigen kann.

Aber auch die genannten Präparate sind alles andere als Altersbremsen oder gar Jungbrunnen. Es ist unsinnig anzunehmen, dass irgendeine Substanz in der Lage wäre, die Lebensuhr anzuhalten oder gar zurückdrehen zu können.

Ein langes Leben ist nur durch den vernünftigen Umgang mit den eigenen Reserven möglich, die die Natur jedem Menschen auf seine Reise durch das Dasein mitgegeben hat. Lebensjahre müssen »erlebt« werden, käuflich sind sie nicht. Altern und das Erreichen eines bestimmten, für verschiedene Organismen ganz charakteristischen Lebensalters ist nicht primär eine Frage von Verschleiß, Zufall und äußerer Umstände. Es ist vielmehr eine im biologischen System selbst verankerte Größe, die auch von dort unterstützt und gesteuert werden muss.

Wer mit unerprobten Pillen und Pülverchen die Natur austricksen will, der muss wissen, dass er erhebliche gesundheitliche Risiken eingeht. Sein Leben kann länger werden, aber auch erheblich kürzer. Ironisch formuliert: Es gibt nur ein Mittel gegen das Altern, und das ist, jung zu sterben. Unsterblich ist allein der Wunsch nach ewiger Jugend. Das Altern als logische Folge des Lebensablaufs zu akzeptieren, ist die beste Strategie, mit all den Beschwernissen, die dieser Lebensabschnitt mit sich bringt, fertigzuwerden. Und dazu ist primär keine Chemie, sondern ein Stück Lebenseinsicht und lebensbeschränkende Unterordnung in die grundlegenden Bedingungen des Daseins notwendig.

7

Lange jung – das ist möglich

Alternsforschung – Forschung fürs Leben

Alt sein, das bedeutet für viele Menschen Verlust von Schönheit, Kraft, Vitalität und Lebensfreude. Dieser Lebensabschnitt erscheint wie das »bittere Ende« einer Reise durch die Zeit. Daher wächst häufig mit zunehmenden Jahren die Angst der Menschen vor dem Älterwerden; für die meisten ist dieser Zustand gleichbedeutend mit Krankheiten wie Knochenschwund (Osteoporose), Arteriosklerose, Diabetes, Prostatabeschwerden, Grauem Star, Alzheimer oder gar Krebs. Diese Leiden werden schon regelrecht als Alterskrankheiten bezeichnet. Doch kann man einem Lebensabschnitt so definitiv bestimmte Krankheiten zuordnen?

Es gibt ohne Zweifel Krankheiten, die ganz typisch für Kinder und Jugendliche sind. Dazu zählen die Infektionskrankheiten der jungen Jahre wie Masern, Mumps, Röteln, Scharlach etc. Bei der Frage nach Krankheiten, die für die fortgeschrittenen Lebensjahre typisch sind, ist die Antwort schon schwieriger. Es gibt nur sehr wenige Leiden, die ausschließlich im Alter vorkommen, so z.b. die Alzheimer-Krankheit. Allerdings treten mit zunehmendem Alter praktisch alle Leiden häufiger auf (siehe Abbildung 8 auf Seite 132). Viele in der Jugend sehr seltene und deshalb nicht auffallende Funktionsstörungen oder Mängel werden in jungen Jahren im Organismus gut kompensiert und machen daher nicht krank. In späteren Lebensjahren, wenn die biologischen Regelkreise nicht mehr ihre volle Lei-

Abbildung 8:
Alter und Krankheit

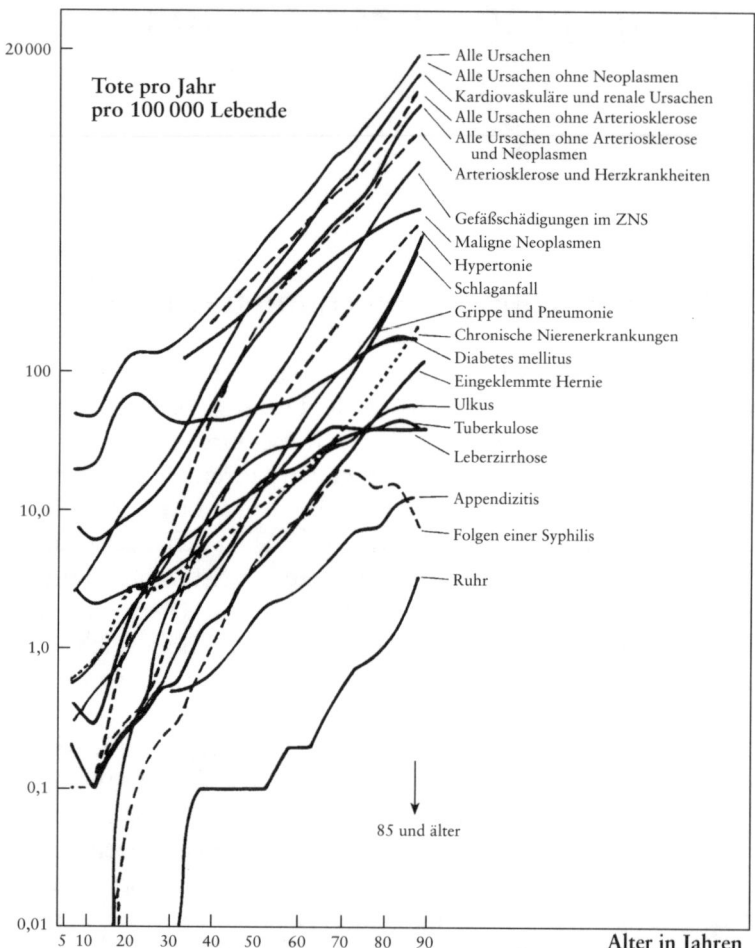

Todesfälle pro 100 000 Lebende für verschiedene Todesursachen bei Amerikanern. Mit wenigen Ausnahmen wie Syphilis, Tuberkulose und Diabetes führen mit zunehmendem Alter die meisten Krankheiten schneller zum Tod als in jungen Jahren.

stungsfähigkeit erbringen, verursachen solche Schwächen dann Beschwerden und werden daher primär mit dem Alter in Verbindung gebracht, ohne aber typische Alterskrankheiten im engeren Sinne zu sein. Vielfach sind auch »typische Alterskrankheiten« die Folge eines lebenslang verschleppten und nicht auskurierten Krankheitsprozesses. Wer z.b. Halsentzündungen nicht adäquat ausheilt, dem drohen in späteren Jahren Gelenkrheuma oder Herzklappenschäden. Verschleppte Grippeviren können zu einer Herzmuskelentzündung führen. Eine derartige »Alterskrankheit« ist dann nicht wirklich neu: Es handelt sich genau genommen um die gleiche Krankheit, die der Körper nur nicht mehr richtig in Schach halten kann und die nun in einem anderen System – meist sehr viel dramatischer – zum Ausbruch kommt.

Doch Forschungsarbeiten belegen: Die Zahl der abgelaufenen Lebensjahre erlaubt nur begrenzt eine Aussage darüber, wie weit der Alterungsprozess bei einem Menschen fortgeschritten ist, denn nicht jeder Mensch altert gleich schnell. Auch muss der Alterungsprozess nicht unbedingt mit Krankheit einhergehen und ist keinesfalls selbst als Krankheit zu bezeichnen, wie frühere Philosophen glaubten. Zwar treten im Alter Krankheiten häufiger auf als in der Jugend, doch treffen sie längst nicht alle betagten Menschen. Viele dieser Leiden können – vor allem bei einer die biologischen Systeme verschleißenden Lebensweise – auch in jüngeren Jahren auftreten.

Der in den vorherigen Kapiteln dargelegte behutsame Umgang mit den eigenen Reserven verlängert nicht nur das Leben, er kann zahlreiche Anzeichen des Alterns mildern bzw. um Jahre verzögern.

Und dennoch: Mit fortschreitenden Jahren verändert sich der menschliche Körper unaufhaltsam, beim einen schneller, beim anderen langsamer: Die Haut legt sich in Falten, das Bindegewebe erschlafft, die Muskeln bilden sich zurück, die Verdauungsorgane leisten weniger, die Sinnesorgane lassen nach, die Knochen werden poröser und instabiler, Herz, Lunge und Gehirn arbeiten weniger effizient, die Geschlechtsorgane bilden sich zurück, das Immunsystem lässt nach. Dies ist der unver-

meidliche Prozess des Lebens. Doch er muss nicht zu einer
Qual werden. Die höheren Lebensjahre lassen sich durchaus in
guter Gesundheit und Lebensfreude verbringen.

Und hierin liegt das eigentliche Ziel: Es geht nicht um die
Möglichkeit, das Ablaufen der Lebensjahre anzuhalten (was
ohnehin biologisch unmöglich ist). Vielmehr sollen die unerwünschten Begleiterscheinungen des Alterns möglichst einge-
dämmt werden. Die Vitalität der jungen Jahre soll auch im letzten Lebensdrittel spürbar sein. Und hierfür kann man eine
Menge tun. Doch zunächst werden einige typische Altersleiden
vorgestellt.

Alterskrankheiten – ist die Lebensuhr schon abgelaufen?

Spätestens wenn die Spuren der abgelaufenen Jahre sich nicht
nur in eher harmlosen äußeren Merkmalen wie grauen Haaren
oder Falten in der Haut zeigen, sondern es zu echten, den Alltag einschränkenden Leiden kommt, können die Lebensjahre
unangenehm werden. Das Gefühl, es könnte bald zu Ende sein,
stellt sich ein. Doch selbst wenn sich Krankheiten einstellen, ist
dies kein Hinweis darauf, dass die Lebensuhr bereits abgelaufen ist. Das Beispiel der schon vorgestellten 119-jährigen Carrie
White, die mindestens 75 Jahre lang bettlägerig war, zeigt, dass
Krankheit und langes Leben keine Gegensätze sein müssen. Ein
solches Leben dürfte allerdings wenig Spaß machen.

Da Altersleiden meist mit anhaltenden und unangenehmen
Beschwerden, Siechtum und eingeschränkter Aktivität verbun-
den sind, können sie die weiteren Jahre zur Qual machen. Im
Folgenden sind die häufigsten im Alter bevorzugt auftretenden
Krankheiten kurz vorgestellt sowie die Möglichkeiten einer
Vorbeugung.

Osteoporose: Ab dem 30. Lebensjahr überwiegt im menschlichen Knochenstoffwechsel der Abbau gegenüber dem Aufbau.
Läuft dieser Prozess beschleunigt und nicht im Umfang des nor-

malen Alterungsprozesses ab, so wird daraus das Krankheitsbild der Osteoporose (Knochenschwund). In Deutschland ist dieses Leiden zu einer richtigen Volkskrankheit geworden. Jede vierte Frau erleidet ab dem 50. Lebensjahr einen Oberschenkelhalsbruch aufgrund von Osteoporose und Schäden an der Wirbelsäule sind weit verbreitet. Aber auch Männer kann es treffen, jedoch aufgrund der insgesamt größeren Knochenmasse seltener. Die Krankenkassen zahlen jährlich mehr als 800 Millionen Mark für die Behandlung dieses Leidens.

Bei der Osteoporose erleidet der Knochen einen stetigen Substanzverlust, wird insgesamt porös und löcherig. Daran beteiligt ist das weibliche Sexualhormon Östrogen, das in den Knochenstoffwechsel eingreift. Da dieses beim weiblichen Geschlecht nach Beendigung der fruchtbaren Jahre absinkt, trifft diese Krankheit Frauen auch häufiger.

Knochenschwund kündigt sich nicht durch typische Symptome an und beginnt eher schleichend. Er setzt meist an der Wirbelsäule, den Unterarmen und den Oberschenkeln ein. Der obere Teil des Körpers ist dabei viel weniger stark betroffen als der untere. Mit aufwendigen diagnostischen Verfahren lassen sich Knochendichte- und -masse-Messungen vornehmen, um zu ermitteln, wie weit der Prozess schon fortgeschritten ist.

Epidemiologischen Studien zufolge sind vor allem hellhäutige Menschen betroffen, die sich zu wenig bewegen. Zu den Risikogruppen gehören ferner Menschen, die viel Kaffee und/oder Alkohol trinken sowie Raucher.

Die beste Prophylaxe ist eine abwechslungsreiche, kalziumreiche Ernährung (Milch und Milchprodukte, Nüsse, Gemüse), regelmäßige sportliche Belastung (insbesondere dosierter Kraftsport konnte nach neuesten Forschungsarbeiten die Knochendichte bei Frauen erhöhen) und ausreichend Sonnenlicht (die UV-Strahlung erzeugt das den Knochen aufbauende Vitamin D).

Sehr beliebt ist die Empfehlung an Frauen, als Vorbeugung in den Wechseljahren mindestens zehn Jahre lang Östrogenpillen einzunehmen. Ob dies physiologisch sinnvoll ist, muss bezweifelt werden. Sicher kann es nicht vernünftig sein, den Organismus über viele Jahre hinweg mit einem Hormon zu überfluten, das u.a. die Menstruation fortdauern lässt, das Wachstum der Gebärmutter anregt und zudem im Verdacht steht, das Risiko für Gebärmutterschleimhautkrebs und Brustkrebs zu erhöhen. Eine solche medikamentöse Behandlung kann außerdem die Krankheit nur aufhalten, nicht aber heilen.

Die Osteoporose kann auch als ein eigenständiges, altersunabhängiges Krankheitsbild auftreten, wenn der Knochen nicht belastet wird. In der Schwerelosigkeit des Weltraumes kommt es bei Astronauten z.b. innerhalb von nur acht Tagen zu einem Schwund von bis zu 30 Prozent der Knochensubstanz im Skelett. Langes Krankenlager, Bewegungsarmut im Alter, Störungen der Hirnanhangsdrüse (der im oberen Gehirnabschnitt liegenden Hormondrüse) und der Nebennierenrinde können ebenfalls zu einer Osteoporose führen.

Osteoporose kann ferner als Folge einer Langzeitbehandlung mit Kortison oder extremen Hungerdiäten auftreten.

 Nur Vorbeugen hilft, um sich starke Knochen bis ins Alter zu bewahren. Es sollte bereits in frühen Lebensjahren beginnen. Eine starke Osteoporose im Alter ist meist die Folge einer falschen Lebensweise in jüngeren Jahren (sofern keine genetische Disposition vorliegt).

Arthritis/Arthrose: Dies sind typische Gelenkerkrankungen. Die Arthritis äußert sich in Gelenkschmerzen, Schwellungen, Überwärmung und Bewegungseinschränkung der Gelenke.

Diese Krankheit, die im Alter häufiger vorkommt, kann aber auch in jüngeren Jahren auftreten und im Extrem zu einer völligen, irreversiblen Deformierung und Steifigkeit der Gelenke führen. Forscher vermuten eine Beteiligung des Immunsystems am Krankheitsgeschehen (Autoimmunität, d.h. Angriff der Abwehr auf die körpereigenen Strukturen).

Die Arthrose ist dagegen primär keine entzündliche, sondern eine degenerative Gelenkerkrankung. Dabei wird die in der Jugend zähe Gelenkflüssigkeit – sie versorgt den Knorpel und transportiert Stoffwechselschlacken ab – wässriger und

»schmiert« die Gelenke nicht mehr so gut. Dadurch nutzt sich der die Gelenkflächen schützende Knorpel ab, und es kommt zum Gelenkverschleiß.

Ein solcher Verschleiß kann auch entstehen, wenn ein Gelenk einseitig und übermäßig beansprucht wird, beispielsweise durch schwere körperliche Arbeit, Leistungssport oder Übergewicht. Betroffen sind meist die Knie-, Hüft- und Fingergelenke.

Erste Anzeichen einer Arthrose sind oft Schmerzen in der Hüfte und im Knie beim Aufstehen, Gehen oder Treppensteigen. Die Arthrose kann so weit gehen, dass Bewegungen eingestellt werden, da die Schmerzen unerträglich sind.

Die Arthrose ist ein außergewöhnlich häufiges Altersleiden. Sie tritt zumindest in leichter Form in fortgeschrittenem Lebensalter bei fast allen Menschen und auch bei sehr vielen Säugetieren auf (Katze, Hund).

Arthrose wird meist konservativ behandelt, mit Wärme, antirheumatischen und durchblutungsfördernden Medikamenten und Hormonpräparaten. In schlimmen Fällen schafft nur noch die Einpflanzung eines künstlichen Gelenks Abhilfe.

Die beste Vorbeugung ist das Vermeiden von Übergewicht und einseitigen Belastungen sowie dosierter, regelmäßiger und gleichmäßig belastender Ausdauersport. Geradezu ideal ist Schwimmen.

 Arthrose ist in gewissem Umfang ein normaler Verschleißprozess des Organismus. Durch eine entsprechende Lebensweise (vor allem ausreichend Bewegung!) in jüngeren Jahren lässt sich dieser Abnutzungsprozess aber in erträglichen Grenzen halten.

Rheuma/rheumatoide Arthritis: Die Diagnose »Rheuma« wird sehr häufig gestellt. Dabei muss man wissen, dass sich dahinter rund 400 Krankheitsbilder verbergen, die primär die Organe des Bewegungsapparates betreffen: Gelenke, Wirbelsäule, Weichteile, Knochen, Bindegewebe etc. Galt Rheuma lange als eine typische Alterskrankheit, so weiß man mittlerweile, dass sie sehr häufig bereits in jungen Lebensjahren, ja sogar schon bei Kindern auftritt.

Die meisten Rheumaerkrankungen treten ab 35 Jahren auf und beginnen meist schleichend: Morgensteifigkeit der Gelenke, Entzündungen der Gelenke mit Erguss, Weichteilschwellungen und Bewegungseinschränkung.

Heute weiß man, dass die rheumatoide Arthritis – so der moderne Name der Krankheit – eine Autoaggressionskrankheit ist. Zellen des Immunsystems greifen fälschlicherweise Gelenke, aber auch innere Organe wie die Nieren, die Lungen, die Leber oder das Herz an. Die Ursachen dieses Leidens sind noch nicht völlig geklärt. Manche Bakterien (z.b. Streptokokken, Yersinien, Shigellen, Salmonellen) können das Krankheitsbild induzieren, Viren (z.b. Herpesviren) schaukeln den Defekt im Immunsystem weiter auf.

Die beste Vorbeugung sind daher Maßnahmen, die die Abwehrkräfte stärken: also ausreichend Bewegung an frischer Luft, ausgewogene Ernährung, Abbau von Stress und seelischen Belastungen etc.

Die Therapie von Rheuma ist schwierig und erfordert von einem Arzt sehr viel Erfahrung. Gute Erfolge lassen sich mit einer Immunmodulation erzielen, bei der man versucht, mit Immunbotenstoffen die entgleiste Abwehr wieder auf den richtigen Kurs zu bringen. Auch eine Enzymtherapie ist aussichtsreich. Einmal zerstörtes Gewebe kann jedoch nicht wieder regeneriert werden.

Weitgehend nutzlos sind dagegen sogenannte Rheuma-Tees, Magnetarmbänder oder teure Rheumadecken. Sie wirken allenfalls im Sinne eines Placeboeffekts.

 Rheuma ist keine typische Alterskrankheit, sondern immer der Ausdruck eines entgleisten Immunsystems. Es sollte bereits bei den ersten Symptomen von einem kompetenten Arzt behandelt werden.

Arteriosklerose: Die Arterienverkalkung oder Arteriosklerose ist die wohl bekannteste Alterskrankheit. Dieses Leiden beruht auf

Veränderungen in den Wänden der Arterien, die zu einer Verhärtung, Elastizitätsverlust und Verengung der Gefäße führt. Verschiedene Eiweißstoffe, Fettstoffe und Mineralien lagern sich in den Gefäßwänden ab und bedingen so die Veränderungen, die schließlich zu Funktionseinschränkungen bis zu Funktionsverlusten der von diesen Gefäßen versorgten Organe führen. Besonders kritisch ist dieser Prozess für das Herz (Angina pectoris, Herzinfarkt), das Gehirn (Schlaganfall) oder die Gliedmaßen (arterielle Verschlusskrankheiten, »Raucherbein«).

Der Herzinfarkt ist eine sehr häufige, akute und meist lebensbedrohliche Erkrankung. 1988 starben daran in der Bundesrepublik Deutschland 77 000 Menschen.

Als ein Auslöser für Arteriosklerose gilt immer noch die fettartige Verbindung Cholesterin. Diese Substanz ist in den letzten Jahren sogar sehr in Verruf geraten, wird sie doch in Zusammenhang mit einem erhöhten Risiko für Herz-, Kreislauf- und Gefäßerkrankungen gebracht. Für sehr hohe Cholesterinspiegel ist dies auch zutreffend. Doch dieses »Cholesterindogma«, das zu einer Flut von – teuren – Cholesterinsenkern und – ebenfalls teuren – cholesterinarmen Lebensmitteln geführt hat, gerät immer mehr ins Wanken. Eskimos, die vor allem von Tran leben (das Fett mit dem höchsten Cholesteringehalt von 570 mg/100g), sterben nur äußerst selten an Herzinfarkt und Arteriosklerose. In Frankreich, wo das Essen eher fett ist und dem Cholesterinspiegel wenig Bedeutung geschenkt wird, sterben nur halb so viele Menschen am Herztod wie in Amerika und Großbritannien.

Nach neueren Erkenntnissen werden rund zwei Drittel aller Herz- und Gefäßerkrankungen nicht durch den klassischen Risikofaktor Cholesterin verursacht, sondern sind auf andere Ursachen zurückzuführen. Doch heute wird meist vorschnell zu einer Senkung des Cholesterinspiegels geraten. Dabei wird häufig übersehen, dass Cholesterin ein unentbehrlicher Bestandteil aller Zellen und Gewebe ist. Ferner ist diese fettartige Verbindung die Muttersubstanz lebenswichtiger Bausteine des Körpers, so der Gallensäuren, der Nebennierenrindenhormone, der Geschlechtshormone und des Provitamins D_3.

Entscheidend ist überdies auch die Verteilung von »gutem«

und »schlechtem« Cholesterin (HDL- und LDL-Cholesterin) im Blut. Für den Transport im Blut wird das Cholesterin (und andere Blutfette) an Eiweißkörper (Proteine) gebunden. Diese Gebilde heißen Lipoproteine. Man kann diese Teilchen nach ihrer Größe und Dichte unterscheiden. Für die menschliche Gesundheit sind zwei Gruppen von Bedeutung: Die Lipoproteine niedriger Dichte (Low Density Lipoproteins = LDL) transportieren den Hauptteil des in der Leber gebildeten Cholesterins im Blut zu den einzelnen Geweben und Zellen.

Die Lipoproteine hoher Dichte (High Density Lipoproteins = HDL) können Cholesterin aus den Zellen aufnehmen und zwecks Abbau in die Leber transportieren.

Sind die LDL im Blut stark vermehrt, dringen sie in die Arterienwände ein, lagern sich dort ab und führen zu Gefäßverengungen (Arteriosklerose, Infarkt). Umgekehrt ist HDL ein Schutzfaktor gegen eine solche Gefährdung.

Cholesterin wird nur im tierischen und menschlichen Organismus gebildet. Es kann ebenso aus der Nahrung (tierische Fette) aufgenommen werden. Pflanzliche Kost enthält kein Cholesterin. Bedingt durch den überwiegend hohen Konsum tierischer Lebensmittel, überfluten die meisten Menschen ihr Blut mit Cholesterin. Dies führt zu den unerwünschten Ablagerungen im Blut und fördert überdies ein Ansteigen der LDL-Fraktion im Blut. Eine cholesterinreiche Kost signalisiert dem Körper, dass er weniger Eintrittspforten für LDL in die Zellen (sogenannte LDL-Rezeptoren) bilden soll. Damit werden zunächst die Zellen vor einer Überflutung mit dem für sie schädlichen LDL-Cholesterin geschützt. Dadurch verbleibt dieses Cholesterin aber im Blut, wo es nach einiger Zeit die gefährlichen Ablagerungen bilden kann.

Eine Ernährung, die reichlich ungesättigte Fettsäuren enthält (Pflanzenöle oder auch viele Fischöle), nimmt einen günstigen Einfluss auf die Cholesterinverteilung. Es ist aber keinesfalls sinnvoll, sondern eher gefährlich, das Cholesterin gänzlich aus der Ernährung zu verbannen. In den meisten Fällen ist es auch nicht notwendig, den Spiegel mit Medikamenten drastisch zu senken.

Eine neuere Studie (1994) ergab, dass Menschen mit höheren Cholesterinspiegeln länger leben als solche mit niedrigen. Dies ist einleuchtend, da Cholesterin vor allem die Muttersubstanz der Sexualhormone (sie wirken verjüngend) und des vitalitätsbewahrenden Nebennierenhormons Dehydroepiandrosteron ist. Außerdem wurde gefunden, dass Menschen mit viel Temperament generell höhere Cholesterinspiegel haben als die eher ruhigeren Naturen.

Eine andere, ebenfalls 1994 abgeschlossene, vierjährige Untersuchung der Yale University in den USA an rund 1 000 Männern und Frauen, die alle älter als 70 Jahre waren, zeigte Folgendes: Ein Drittel der Testpersonen wies einen deutlich erhöhten Cholesterinspiegel auf. Doch in der so definierten Risikogruppe kamen Herzinfarkte, Schlaganfälle und Gefäßverschlüsse keineswegs häufiger vor als bei den übrigen Versuchsteilnehmern.

 Einer Arteriosklerose lässt sich am besten durch eine ausgewogene Ernährung und Bewegung vorbeugen. Die Höhe des Cholesterinspiegels sollte nicht überbewertet werden. Wer sich ausgewogen ernährt und gesund ist, kann auf den Kauf werbewirksam als »cholesterinarm« deklarierter Lebensmittel getrost verzichten.

Homocystein – der wahre Feind der Gefäße!

Die klassischen Risikofaktoren wie Bluthochdruck, Fettstoffwechselstörungen, erhöhter Cholesterinspiegel oder Rauchen erklären nur etwa ein Drittel aller Herzinfarkte und Schlaganfälle. Als neuer – oder sogar als der Risikofaktor schlechthin – erwies sich nun eine kleine Aminosäure, das Homocystein (α-Amino-γ-Thiobuttersäure). Größere Mengen davon im Blut zerstören die Innenwände der Arterien und schaffen damit die Voraussetzung für Ablagerungen und Gefäßverengungen.

Homocystein fällt normalerweise als Umwandlungs-
produkt der Aminosäure Methionin an und besitzt keine
bisher bekannte physiologische Aufgabe. Der Körper baut
diesen Stoff wieder ab – zu Methionin, wobei Vitamin B_6,
B_{12} und Folsäure benötigt werden. Der Abbau kann auch
zu Glutathion erfolgen, wobei Vitamin B_6 benötigt wird.
In jungen Jahren funktioniert dieser Abbauvorgang recht
gut. Im Blut reichern sich kaum nennenswerte Mengen an
Homocystein an. Mit fortschreitendem Lebensalter ändern sich die Verhältnisse. Der Organismus produziert
mehr Homocystein als er verbraucht. In einer amerikani-
schen Studie wurde nachgewiesen, dass bereits mäßig erhöhte Homocysteinwerte mit einem erhöhten Risiko für
Herzinfarkt und Gefäßschäden einhergehen. Vorbeugen
ist jedoch einfach: Führt man dem Körper mehr von den
Vitaminen B_6, B_{12} sowie Folsäure zu, so wird das gefährliche Homocystein rascher abgebaut. Diese Vitamine kommen vor allem in Gemüse, magerem Fleisch und Fisch vor.

Alzheimerkrankheit: 1994 schockte der ehemalige US-Präsi-
dent Ronald Reagan die US-Bevölkerung mit einem handge-
schriebenen Brief, in dem er bekannte, an der Alzheimerkrankheit zu leiden. Dadurch rückte dieses heimtückische Leiden
schlagartig stärker in das Bewusstsein der Menschen und in das
Rampenlicht der Forschung.

Etwa fünf Prozent der Menschen über 65 Jahre sind in
Deutschland von einem schleichenden Verfall des Gehirns
betroffen: der Alzheimerkrankheit oder Demenz vom Alzheimer Typ. Es handelt sich hierbei um eine langsam fortschrei-
tende und diffuse Rückbildung des Gehirns. Je nach betroffe-
nem Gehirnareal kommt es zu typischen Symptomen wie
Gedächtnis- und Orientierungsstörungen, Vergesslichkeit,
Sprachstörungen, Verlust des Lesevermögens, Halluzinatio-
nen, Merkfähigkeitsstörungen etc. Der geistige Verfall schrei-
tet unaufhaltsam fort, und die Kranken werden schließlich

total hilflos. Nach zwei bis maximal 20 Jahren tritt der Tod ein.

Die Gehirne der Betroffenen sind sichtbar geschrumpft und von Ablagerungen aus Eiweißbündeln und Aluminiumsilikaten durchsetzt. Dadurch verlieren die Nervenzellen im Gehirn den Kontakt untereinander, sodass die Weiterleitung der Nervenreize unterbrochen ist.

Das nach dem deutschen Arzt Alois Alzheimer (er beschrieb bereits 1907 als Erster dieses Phänomen) benannte Leiden ist eine echte Krankheit und keine »normale« Alterserscheinung. Über die Entstehung wird viel geforscht. So gelang es mittlerweile Christian Haas, dem Leiter einer Arbeitsgruppe am Mannheimer Zentralinstitut für seelische Gesundheit, die Funktion von Eiweißen zu enträtseln, die den Hirnzerfall auslösen könnten: die Präseniline. Mutationen in den Genen für diese Proteine führen unausweichlich zu der erblichen Form von Alzheimer (ca. 10 Prozent aller Fälle). Man vermutet aber, dass diese Präseniline auch an der weitaus häufigeren Form, der sporadisch auftretenden Alzheimerkrankheit, beteiligt sind. Am plausibelsten erscheint augenblicklich die Erklärung, dass defekte Präsenilingene die Ablagerung eines klebrigen Eiweißschnipsel aus genau 42 Aminosäuren fördern, des Beta-Amyloid-Proteins. Dieses Protein wurde von dem Heidelberger Forscher Konrad Bayreuther jüngst isoliert und kloniert. Es bewirkt, dass sich vorhandene diffuse und damit harmlose Plaques (Ablagerungen) in gefährliche Plaques umwandeln, die dann schließlich die die Nervenübertragungsstellen funktionslos machenden Amyloidklümpchen ergeben, von denen die Gehirne der Alzheimerpatienten durchsetzt sind.

Auch wenn solche Erkenntnisse ermutigend sind, so ist eine Therapie oder gar Heilung dieses heimtückischen Leidens noch nicht in Sicht. Allerdings gibt es schon viel versprechende Ansätze. Da an der Erkrankung praktisch immer durch das Immunsystem gesteuerte entzündliche Prozesse beteiligt sind, werden nun Studien mit entzündungshemmenden Medikamenten wie Aspirin und Antioxidantien (z.B. Vitamin E) durchgeführt. Geradezu sensationell ist die Erkenntnis, dass das weibliche Sexualhormon Östrogen vor Alzheimer schützen könnte. So hat der amerikanische Forscher Richard Mayeux festgestellt, dass Frauen, die zehn Jahre oder länger eine Hormonersatzbehandlung mit Östrogen erhalten hatten, bis zu 40 Prozent seltener an Alzheimer erkrankten als Frauen ohne Hormoneinnahme. In einer jüngst durchgeführten Studie zeigte sich, dass auch bereits erkrankte Frauen von einer solchen Therapie profitierten. Ihre Gedächtnisleistungen waren signifikant besser als bei der Kontrollgruppe. Die vermutete Erklärung der Forscher: Östrogene schalten im Gehirn ein Gen ein, das für das Langzeitgedächtnis zuständig ist.

So erklärt nun auch der starke Abfall der Östrogenproduktion mit den Wechseljahren, weshalb Frauen so viel häufiger an Alzheimer erkranken als Männer: Bei Männern wird auch im hohen Alter im Gehirn das Sexualhormon Testosteron zu Östrogen umgewandelt.

Leider gibt es keine Möglichkeit, die Krankheit an »Frühsymptomen« zu erkennen. Es würde auch nichts nützen, da man diesem Leiden derzeit weder vorbeugen noch es heilen kann. Man kann lediglich die Beschwerden medikamentös etwas lindern. So wäre das Ergebnis eines solchen Tests bei positivem Ausfall für den Betreffenden eher eine enorme psychische Belastung. Erst wenn wirksame Medikamente zur Verfügung stehen, lohnt es sich, Risikoträger zu entlarven.

Panik bei Vergesslichkeitserscheinungen im Alter ist jedoch unangebracht: Eine gewisse Vergesslichkeit mit fortschreitendem Lebensalter ist normal und nur in den seltensten Fällen ein Hinweis auf die Alzheimerkrankheit.

 Die Alzheimerkrankheit ist keine Folge des normalen Alterungsprozesses, sondern eine zwar seltene, aber eigenständige Krankheit, deren Anzeichen sich erst im Alter bemerkbar machen.

Prostata-Adenom: Die Prostata, auch Vorsteherdrüse genannt, ist eine unter der Basis der Harnblase gelegene und den Anfangsteil der männlichen Harnröhre umgebende Drüse. Ihre

Aufgabe besteht in der Absonderung eines milchigen basischen Sekrets, das bei der Ejakulation dem Samen beigemischt wird. Es bildet also einen Teil der Samenflüssigkeit. Ein Prostata-Adenom ist eine gutartige Vergrößerung der Vorsteherdrüse. Das normale Prostatagewicht junger Männer beträgt etwa 20 Gramm. Wegen Prostata-Adenom entfernte Drüsen wiegen dagegen rund 37 Gramm, also etwa 50 Prozent mehr. Die Vergrößerung dieser Drüse beginnt bereits mit dem 30. Lebensjahr. Die Ursache dieses während des ganzen Lebens fortschreitenden Wachstums ist unbekannt; man vermutet ein Ungleichgewicht in den Geschlechtshormonen. Ab einer gewissen Größe der Prostata drückt sie auf die Blase und behindert so die Harnabgaben. Da so immer nur kleine Harnmengen abgegeben werden können, wird ein häufiger Gang zur Toilette unvermeidlich.

Das Prostata-Adenom gilt als typisches »Altherrenleiden«. Mehr als die Hälfte aller Männer über 50 Jahre sind davon betroffen – die Hälfte davon bleibt ohne Beschwerden. Bei den über 60-Jährigen sind sogar 80 Prozent betroffen. Bei rund 40 Prozent davon kann es zu einer Harnsperre kommen. Die Drüse ist dann so groß, dass der Harn nicht mehr entleert werden kann. Unbehandelt führt dieser Zustand zu einer Harnstauniere oder im Extremfall zum Tod durch Harnverhalten.

Das Prostata-Adenom lässt sich relativ einfach durch Abtasten erkennen. Es ist auch auf vielfältige Weise therapierbar.

Zur Vorbeugung werden zahlreiche pflanzliche Mittel empfohlen. Bekannt ist, dass Kürbiskerne eine positive Wirkung auf die Verhinderung des Prostata-Adenoms haben sollen. Tatsächlich scheint in der Türkei, wo häufig Kürbiskerne gegessen werden, diese Wucherung der Vorsteherdrüse weniger häufig zu sein. Ähnliche Wirkung sollen Extrakte aus Brennessel oder von der Sägepalme haben.

Statt des gutartigen Adenoms kann es auch zu dem malignen Prostata-Karzinom kommen. Es ist bei Männern die dritthäufigste Todesursache. Typischerweise tritt dieser Tumor im Alter von 50 bis 70 Jahren auf. Er muss immer operiert werden.

**Männer ab 45 Jahren sollten regelmäßig zur Vorsorgeunter-
suchung gehen, um eine gutartige Wucherung von Krebs
unterscheiden zu lassen.**

Krebs: Auf den ersten Blick mag man keinen Zusammenhang
zwischen Altern und Krebs entdecken. Krebs entwickelt sich
aus einer einzelnen entarteten Zelle, während Altern offensichtlich den ganzen Organismus betrifft. Die Ursache für
Krebs wird hauptsächlich in – vermeidbaren – äußeren Schadstoffen gesehen, das Altern erscheint unausweichlich.

Dennoch gibt es einen wichtigen Zusammenhang: Für viele
Krebserkrankungen wächst das Erkrankungsrisiko mit zunehmendem Alter. Dabei steigt das Risiko sehr viel schneller als die
Lebensjahre zunehmen. Die Krebszelle ist also ein Spezialfall
der gealterten Zelle.

Krebszellen haben es geschafft, sich den normalen Stoff-
wechselprogrammen der Zelle zu entziehen. Sie sind unsterblich geworden.

Diese Zellen sind aus dem normalen Zelldifferenzierungs-
programm ausgestiegen, d.h. sie spezialisieren sich nicht, wie
dies bei normalen Körperzellen der Fall ist. Sie vermehren
sich nur in identischen Kopien ihrer selbst und sehen daher
alle gleich aus. Die Zelle »zählt« nicht mehr, wie oft sie sich
schon geteilt hat; daher zeigt sie auch kein Altern mehr. Ferner entzieht sich eine Krebszelle auch dem normalen Zelltötungsprogramm des Körpers (Apoptose). Hierbei töten sich
alte oder fehlerhafte Zellen gezielt selbst ab und werden so
ausgemerzt. Eine Krebszelle kann diese Mechanismen für
sich außer Kraft setzen. Erstaunlicherweise stellt eine Tumor-
zelle auch ihren Stoffwechsel um. Sie deckt ihren Energiebe-
darf nicht mehr durch normale Atmung, sondern durch einen
Vergärungsvorgang, bei dem kein Sauerstoff mehr gebraucht
wird (anaerobe Glykolyse). Dadurch ist sie nicht mehr auf
die Zufuhr von Sauerstoff angewiesen und kann so innerhalb
des Körpers leben.

Ihre Unsterblichkeit ist für den Träger jedoch tödlich. Dies
deutet auf ein fortschreitendes und mit zunehmendem Alter im-

Abbildung 9:
Krebs und Alter

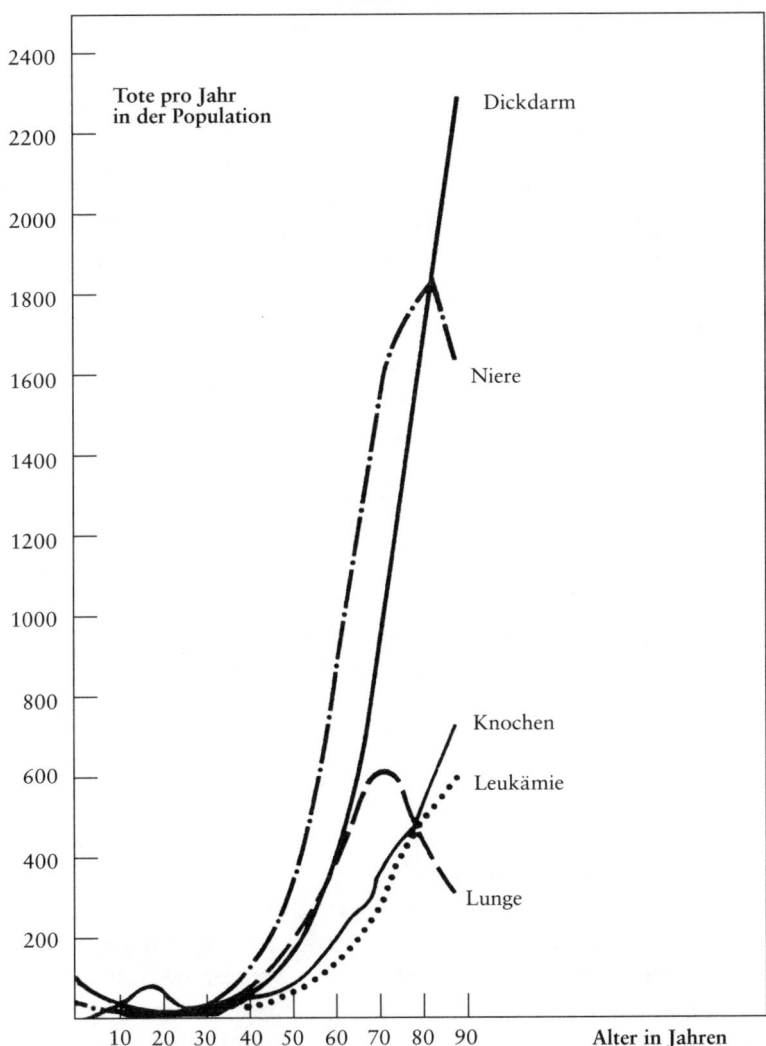

Altersspezifische Sterblichkeitsraten für verschiedene Krebsarten beim Menschen. Die Zahlen beziehen sich auf Todesfälle pro Jahr pro 100 000 Lebende bei Dickdarm, Lunge und Leukämie oder pro eine Million Lebende bei Knochen und Nieren.

mer wahrscheinlicher werdendes Entgleisen des Mitose-Stopp-Programms (Stoppen der Zellteilung) der Zellen. Ein Krebsleiden wird normalerweise nicht durch eine einzige Ursache ausgelöst, sondern ist immer ein multifaktorielles Geschehen. Die Informationseinheit im Erbgut, die normales Wachstum und normale Zellteilung reguliert, ist gestört. Dieser Prozess beginnt lautlos in einer einzelnen Zelle. Im Erbgut eines jeden Menschen schlummern Gene, die unter bestimmten Umständen Krebs auslösen können, indem sie zum falschen Zeitpunkt oder in der falschen Zelle strategisch wichtige Gene aktivieren oder hemmen. Als Auslöser für den Krebsprozess gelten verschiedene Faktoren: UV-Strahlung (Sonnenlicht, Höhenstrahlung, Röntgenstrahlung), manche Chemikalien (z.b. Nitrosamine, Benzopyrene oder Metallstäube), Viren etc.

Damit diese unkontrolliert wuchernden Zellen sich gefährlich schnell im Körper ausbreiten können, müssen zusätzlich »Löcher« in der Abwehr vorhanden sein. Es gibt im Immunsystem Mechanismen, die auf die Erkennung und Entsorgung entarteter Zellen spezialisiert sind. Funktionieren diese nicht richtig, haben die Tumorzellen eine Chance. Wie gefährlich ein Krebsleiden wird, hängt also entscheidend vom Ausgang des Kampfes zwischen Immunsystem und Krebszelle ab. Und hier liegt auch die Chance zum Sieg: Ein leistungsfähiges Abwehrsystem ist die beste Versicherung gegen dieses heimtückische Leiden.

Übrigens: Als eine gute Vorbeugung gegen Krebs gilt ein- bis zweimal jährlich eine Erkältung mit Fieber und Krankheitsgefühl, die für einige Tage ins Bett zwingt. Wissenschaftler haben gezeigt, dass solche Menschen seltener an Krebs erkranken. Bei einer heftigen Erkältung setzt der Körper Botenstoffe in Umlauf, die zwar primär die Bekämpfung der Schnupfenviren zum Ziel haben, aber offensichtlich gleichzeitig gegen möglicherweise vorhandene »schlafende« Krebszellen wirken. Entzündungshemmende und fiebersenkende Mittel verhindern diese Reaktion.

Krebs ist nicht unbedingt eine Alterskrankheit; er ist im Alter jedoch meist gefährlicher. Die beste Vorbeugung sind ein starkes Immunsystem und regelmäßige Vorsorgeuntersuchungen.

Intensiv gelebt – krank im Alter?

Es fällt auf, dass viele Altersleiden regelrecht Verschleißerscheinungen des Körpers widerspiegeln und praktisch immer einen Zusammenhang zum Lebensstil der früheren Jahre erkennen lassen. Wie man gelebt hat, bestimmt also bis zu einem gewissen Grad, wie man altert. Der Sieg gegen die Krankheiten des Alters beginnt bereits in jungen Lebensjahren.

Eine energiesparende, die eigenen Strukturen schonende Lebensweise kann den Eintritt mancher Altersleiden um Jahre verzögern bzw. ihre Symptome abmildern. Und dies ist die beste Prophylaxe, die es gibt.

Wer die alterstypischen Leiden vorzeitig (also bereits ab 40 Jahren) bekommt, hat eindeutig seinen Organismus zu sehr belastet, also im Sinne der Stoffwechseltheorie zu hektisch gelebt (außer es liegt ein genetisch bedingtes Stoffwechselleiden vor, das vorzeitigen Verschleiß begünstigt). Es verhält sich hier ähnlich wie mit einem Haushaltsgerät, das permanent benutzt und häufig überlastet wird. Es gibt schneller seinen Geist auf als das gleiche Gerät mit schwächerer und typgerechter Auslastung.

Das Phänomen vorzeitiger Vergreisung

Während es keine (Erb-)Krankheit gibt, die zu ewigem Leben und immerwährender Jugend führt, gibt es sehr wohl genetische Defekte, die mit einem beschleunigten Alterungsprozess einhergehen. Es handelt sich hierbei um sehr seltene Defekte im Erbgut, die Kinder geradezu in Zeitraffer zu Greisen werden lassen. Jeder Tag eines solchen Lebens muss etwa fünf- bis sechsfach gezählt werden, die Lebensuhr tickt also mit erhöhter Geschwindigkeit.

Bei diesen, als frühzeitige Vergreisung oder Progerie bezeichneten Leiden, kommen die Kinder zunächst völlig normal aussehend zur Welt. Bereits im Alter von etwa einem Jahr treten dunkle Schatten um Mund und Schläfen auf, die rasch tiefer werden. Das Wachstum stoppt bald. Kaum einer der Patienten ist mehr als einen Meter groß. Die Haut wird rasch runzelig, die Haare fallen aus. Im Alter von 12 bis 14 Jahren ist das Kind schon körperlich ein Greis, ein Wrack, geworden. Geistig gesehen entwickeln sie sich jedoch normal. Die kleinen Patienten leiden an Hüftleiden, Versteifung der Gelenke, Arteriosklerose und Knochengewebsschwund. Offensichtlich hat es der Körper schon frühzeitig aufgegeben, dafür zu sorgen, dass die eigenen Strukturen lange funktionsfähig bleiben. Die meisten Kinder sterben im Alter von 14 bis 20 Jahren an einem Herzinfarkt oder einer Lungenentzündung, an Krankheiten also, an denen normalerweise kein junger Mensch stirbt.

Dieses Erbleiden gilt unter Wissenschaftlern als ein deutlicher Hinweis darauf, dass es im Organismus ein genetisches Programm gibt, das Alterungsvorgänge im Körper überwacht. Bei den Betroffenen versagt dieses Programm offensichtlich.

Doch in der Tat sind die meisten Alterskrankheiten regelrecht »Verschleißkrankheiten«, Abnutzungserscheinungen, die das Leben erschweren und unangenehm machen. Selbst die sorgfältigste und behutsamste Lebensweise kann nicht völlig davor bewahren; zu vielfältig sind heute die (Umwelt-)Einflüsse, die auf einen Organismus eindringen und das innere Milieu aus dem Gleichgewicht bringen, also Stress für den Körper sind. Außerdem sind ewige Jugend und Unsterblichkeit in der Evolution offensichtlich unerwünscht (siehe Kapitel 8). Ein langsam fortschreitender Verschleiß ist eingeplant.

Wer die in den vorherigen Kapiteln dargelegten Lebensregeln befolgt, der verfügt bereits über ein ausgezeichnetes Fundament für Gesundheit und ein langes Leben, und für den verliert das Alter an sich mit Sicherheit seine Schrecken. Drohende oder bereits in irgendeiner Form eingetretene Beschwerden lassen sich durchaus bekämpfen bzw. lindern, allerdings nicht mit spektakulären »Jugendpillen«, sondern mit des Körpers ureigensten Bausteinen und Methoden.

Es ist das Verdienst der Alternsforschung herausgefunden zu haben, welche Vorgänge in einem alternden Stoffwechsel ablaufen und wo die Schwachstellen sind. Allerdings: Es ist nicht möglich, die Lebensuhr zurückzudrehen und wieder in die Jugend »zurückzureisen«. Das dürfte wohl für immer eine Illusion bleiben.

Auch wer seinen Organismus durch ein Leben in hohem Tempo – freiwillig oder unfreiwillig – schon vorzeitig sehr abgenutzt hat (oder sich erst später derartige Zusammenhänge bewusst macht), kann noch in gewissem Umfang »nachbessern«, indem er ergänzt, was fehlt, z.B. fehlende Vitamine, Mineralien, Hormone etc. (Vgl. Unterkapitel »Nachbessern und reparieren – aber mit System! auf Seite 155) Schließlich geht es primär darum, die Lebensjahre in Wohlbefinden und guter Verfassung zu genießen und nicht von allen möglichen Beschwerden geplagt zu werden. Hier ist es vollkommen in Ordnung, sich die Erkenntnisse der modernen Medizin und Alternsforschung zu Nutze zu machen und dem Körper »auf die Sprünge« zu helfen; allerdings gezielt und mit kompetenter Hilfe und nicht unbedingt aufgrund von Empfehlungen der Laienpresse.

Immunsystem als Verschleißanzeiger?

Der italienische Immunologe Claudio Franceschi fahndet im Blut von Hundertjährigen nach Faktoren, die ein langes und gesundes Leben garantieren. Für ihn sind diese Menschen das beste Beispiel für erfolgreiches Altern, da sie den gängigen Altersleiden wie Krebs, Diabetes, Herz-Kreislauf-Erkrankungen und Arteriosklerose entkommen sind und an die Grenzen des menschlichen Lebens vorgestoßen sind. Sein Ergebnis: Diese Personengruppe verfügt über ein erstaunlich leistungsfähiges und aktives Immunsystem. Und genau dieses bewahrt die körpereigenen Strukturen vor Verschleißerscheinungen (und schützt natürlich vor Krankheitserregern). Es gehört zu den Aufgaben des Immunsystems, alte, kaputte und funktionslos gewordene Zellen aufzuspüren und zu entsorgen. Je leistungsfähiger diese »Müllabfuhr« funktioniert, desto besser ist der Körper vor Verschleißerscheinungen geschützt. Außerdem ist bei den typischen Altersleiden immer eine Beteiligung des Immunsystems festzustellen.

Üblicherweise lässt die Funktion des Immunsystems mit fortschreitendem Alter nach: Eindringende Feinde werden nicht mehr so schnell bekämpft, Genesungsprozesse dauern länger, Fehler schleichen sich in das koordinierte Miteinander der Immunzellen ein. So besitzen ältere Menschen auch weniger abwehrbereite Zellen und verfügen über sogenannte Autoantikörper, körpereigene Substanzen, die gegen körpereigene Strukturen gerichtet sind und Krankheiten wie Autoimmunleiden, Rheuma, Arteriosklerose, Diabetes oder ähnliche auslösen oder begünstigen können.

Nicht so die gesunden »Super-Alten«: Ihr Blut ist praktisch frei von Angreifern auf eigene Strukturen; auch besitzen sie noch eine recht schlagkräftige Armee innerer Kämpfer, die den Organismus wirkungsvoll gegen alle Bedrohungen verteidigen kann. Die Gnade eines solchen, bis ins hohe Alter funktionsfähigen Immunsystems scheint eine optimale Kombination aus Lebensstil und genetischer Mitgift zu sein, oder, wie es der Düsseldorfer Arzt Dr. Arnold Hilgers, einer der Pioniere der angewandten Immunologie in Deutschland, formuliert: »Alt werden und gesund bleiben, das heißt, mit den richtigen Genen zur richtigen Zeit am richtigen Ort zu leben.«

»Gute Gene» sind schicksalhaft. Langlebige Vorfahren sprechen für eine solche Voraussetzung. Die Ahnenreihe des derzeit ältesten Menschen in Europa, der betagten Jeanne Calment, enthält 18 direkte Vorfahren, die 70 Jahre oder älter wurden. Ihr Vater starb mit 93, ihre Mutter mit 86.

Für seine Genausstattung kann man (noch) nichts tun. Aber dem Stoffwechsel und damit dem Immunsystem kann man nachhelfen. Das Immunsystem ist wie kein anderer Regelkreis des Körpers von einem ausreichenden Angebot an »Fitmachern« abhängig, die durch den Stoffwechsel geliefert werden müssen. Da es permanent im Dienste der Gesunderhaltung des Organismus kämpft und immer blitzschnell reagieren muss, machen sich »fehlender Sprit« (also fehlende Vitalstoffe in der Nahrung) und mangelnde Pflege rasch bemerkbar. Der Schutzwall bekommt Löcher, die Angreifer gewinnen die Schlacht. Ein gutes Immunsystem ist somit die beste Lebensversicherung – in jedem Alter!

Die Leistungsfähigkeit des Abwehrsystems ist in gewisser Weise ein Gradmesser für die Auslastung der körpereigenen Strukturen. Da man dank der Fortschritte der molekularen Medizin das Immunsystem gut vermessen kann, ist es auch möglich, durch eine gezielte Untersuchung herauszufinden, wo die eigenen Schwächen und Schwachstellen, die manchmal auch genetisch bedingt sein können, liegen. Hier kann dann nachgebessert werden.

Eine ausgezeichnete »Pflege« für das Immunsystem sind die in den vorherigen Kapiteln dargelegten Lebensregeln, also eine Kombination aus vernünftiger Ernährung, ausreichend Bewegung und ausgeglichener Lebensweise. Dadurch verschleißen die abwehrbereiten Strukturen nicht so schnell, der Stoffwechsel als Lieferant von Bau- und Betriebsstoffen bleibt fit und liefert die »Ware«, die der Körper benötigt.

Regelmäßig zur Inspektion!

Es ist schwierig, bei der Vielfalt an Vorschlägen für ein gesundes und langes Leben in der Presse und in den Medien den Überblick zu behalten. Fast täglich erscheinen neue Empfehlungen, wie man sich durch bestimmte Pillen fit und leistungsfähig erhalten kann. Noch schwieriger ist es nun, sich daraus Regeln für den persönlichen Gebrauch abzuleiten. Versuchen Sie es erst gar nicht! Es ist kaum möglich, denn jeder Mensch altert individuell, hat seine eigenen Schwachstellen und braucht seine stoffwechselgerechte »Nachbesserung«. Was der Freundin zu Vitalität und Gesundheit verholfen hat, kann im eigenen Fall wirkungslos oder gar falsch sein.

Die Lösung: Lernen Sie Ihre eigene »Software« kennen, also die Stärken und Schwächen Ihres individuellen Stoffwechsels. Eine gezielte Blutuntersuchung gibt Auskunft darüber, was dem Körper in welcher Menge fehlt und wo die persönlichen Schwachstellen liegen. So braucht z.b. der eine regelmäßig Magnesium, weil er eher nervös veranlagt ist, bei anderen ist der Fettstoffwechsel die Schwachstelle und bei einem Dritten kann Vitamin B_{12} im Körper nicht so gut aufgenommen werden, sodass er hier eine Ergänzung braucht.

Mit einer gründlichen Analyse des Immunsystems (diese schließt auch die Bestimmung des Mineral-, Vitamin- und Hormonstatus) ein, wird klar, was fehlt und was gegebenenfalls ergänzt werden muss. Eine derartige Untersuchung sollte regelmäßig von einem kompetenten Arzt durchgeführt werden. Damit lassen sich den körperlichen und geistigen Verschleiß beschleunigende Mängel rechtzeitig erkennen und beseitigen, sodass die Kraft der Jugend möglichst lange konserviert werden kann. Ebenso erliegt man dadurch auch nicht so leicht der Verlockung, nach dem Prinzip von Versuch und Irrtum jedes Moderezept für mehr Jugend ausprobieren zu wollen. Wer den eigenen Alterungsprozess gezielt angeht, spart sich unnötige Zeit und sinnlos ausgegebenes Geld für Versuche mit Präparaten, die zwar nicht schaden mögen, aber auch nicht helfen.

Allerdings: Dieses Spiel von Untersuchung und Nachbesserung sollte – vor allem in jungen Jahren – nicht dazu verleiten, allzu sorglos mit dem eigenen Körper umzugehen und allein der Machbarkeit der modernen Medizin zu vertrauen. Besser als Verschleißerscheinungen nachzutherapieren ist es, sie gar nicht erst eintreten zu lassen. Bei älteren Menschen, deren Hormondrüsen individuell unterschiedlich nachlassen oder die Vitamine und Mineralien nicht mehr so gut aus der Nahrung aufnehmen können, ist das Einnehmen von Pillen eher einzusehen. Dies ist dann besser, als sich mit – so vermeidbaren – Beschwerden durch das Alter zu quälen.

Ferner ist Vorbeugen immer besser, da man sich nie darauf verlassen kann, dass jeder »Schaden« auch wieder repariert werden kann. Problematisch wird es auch, wenn eine Krankheit oder Verletzung dazukommt; dann ist die Grenze der Reparaturkapazität schnell erreicht, der Körper hat keine eigenen Reserven mehr für zusätzliche Belastungen.

Körperliche Strukturen in gutem Zustand sind geradezu eine Gesundheitsreserve: Zusätzliche Belastungen lassen sich im Vollbesitz der Energie leichter verkraften, als wenn der »biologische Spritzanzeiger« bereits im »roten Bereich« steht. Außerdem: Auch wenn es angeblich Yogis und Meditationsmeistern mit teilweise esoterischen Mitteln gelingen mag, sich energetisch wieder aufzuladen, so gilt doch: Einmal ausgegebene Lebensenergie kann nicht wieder »nachgefüllt« werden, sie ist unwiederbringlich verloren.

Nachbessern und reparieren – aber mit System!

Der Kampf gegen das Altern wird hauptsächlich mit den eigenen Mitteln gewonnen: mit guten Genen und einer schonenden Lebensweise. Man sollte sich bemühen, mit diesen beiden unübertroffenen Waffen gegen die Last der späteren Jahre sein Leben möglichst weit zu bestreiten und erst dann auf »Reservekampfstoffe« aus der Retorte zurückgreifen, wenn dies notwendig geworden ist. Sorgfältige Planung ist angesagt.

Tabelle 6: Hierarchie der Waffen gegen das Altern

Die folgende Tabelle zeigt, welche Maßnahmen es im Kampf gegen das Altern und seine unangenehmen Begleiterscheinungen gibt. Unübertroffen sind die »Maßnahmen« 1 und 2, die die natürlichen Kampfstoffe gegen das Altern sind und möglichst lange eingesetzt werden sollten. Punkt 1 ist geradezu die natürliche »Software« des Körpers gegen das Altern. Die Punkte 3 bis 5 sind gut tolerierbare Varianten, um das Altern zu erleichtern. Zu 6 und 7 sollte nur gegriffen werden, wenn alle anderen Bemühungen nicht mehr ausreichen.

1. Gute Gene für Kraft, Vitalität und Gesundheit
2. Bewusste Schonung der eigenen Ressourcen

3. Ergänzen von Vitaminen, Mineralien und Spurenelementen
4. Ergänzen von körpereigenen Hormonen und Botenstoffen
5. Ergänzen von körpereigenen Gehirnbotenstoffen

6. Einnahme körperfremder Medikamente, die biologische Regelkreise wieder stimulieren und ins Lot bringen (meist Pflanzenpräparate oder homöopathische Arzneimittel)

7. Einnahme körperfremder Medikamente, die ganz oder teilweise ausgefallene Körperfunktionen unterstützen oder imitieren (z.B. pflanzliche oder chemische Herz-Kreislauf-Mittel, Magenmittel etc.)

Der Baukasten gegen die Alterserscheinungen

Ein leistungsfähiges Immunsystem ist eine wichtige Voraussetzung für ein hohes Alter in guter Gesundheit, vielleicht geradezu die Eintrittskarte in den Klub der Hundertjährigen.

Wie geschildert, hängt es von einer Reihe äußerer und innerer Faktoren ab, ob ein Mensch schneller oder langsamer den

Verschleißerscheinungen der Zeit unterliegt. Und diese können gezielt bestimmt werden. Kennt man seine eigene »Software« fürs Altern, so lassen sich systematisch Maßnahmen ergreifen, um die Vitalität der früheren Jahre möglichst lange beizubehalten.

Durch regelmäßige Untersuchungen können Sie Ihren persönlichen Verschleißprozess kontrollieren und in gewissem Umfang aufhalten – indem Sie dem Körper geben, was er braucht, also die eigenen Bau- und Betriebsstoffe nachliefern. Die Substanzen hierfür stammen – vereinfacht ausgedrückt – aus drei Kategorien:

Vitamine: Vitamine sind Wirkstoffe, die für Wachstum, Erhaltung und Fortpflanzung der Menschen (und der höheren Tiere) unentbehrlich sind, jedoch im Organismus nicht oder in nicht ausreichender Menge gebildet werden können. Sie müssen daher mit der Nahrung zugeführt werden. Sie sind an unzähligen Reaktionen im Körper beteiligt, meist entweder als direkter Teilnehmer einer Reaktion oder als Bestandteil eines Enzyms. Wird der für jedes Vitamin spezifische Tagesbedarf längere Zeit unterschritten, so kommt es zunächst zu unspezifischen Mangelsymptomen, mit der Zeit zu charakteristischen Mangelkrankheiten. Man weiß, dass bei älteren Menschen die Vitamine nicht mehr so gut aus der Nahrung aufgenommen werden und es daher leichter zu Mängeln und dadurch bedingten Verschleißerscheinungen kommt. Abhilfe ist hier relativ einfach durch ein entsprechendes Vitaminpräparat möglich. Da die meisten Vitamine bei Überdosierung oder bei fehlender Verwertung im Körper wieder ausgeschieden werden (ausgenommen die fettlöslichen Vitamine A, D, E, K und Vitamin B_{12}) und zudem die durch exzessive Zufuhr bedingten Symptome nach Absetzen des Präparats meist rasch wieder abklingen, ist die therapeutische Spanne recht groß und auch relativ risikolos. Allerdings sei vor isolierter Überdosierung einzelner Stoffe gewarnt (außer bei einer behandlungsbedürftigen Indikation unter der Kontrolle eines Arztes), da sie als Bestandteile eines Stoffwechselnetzwerkes immer auch in andere Regelkreise hineinwirken, also ein Chaos anrichten können. Ein junger Organismus verkraftet dies meist, ein älterer aber nicht immer. Vitaminpräparate zählen daher zu den am häufigsten gekauften Arzneimitteln überhaupt. Für den alten Menschen sind sie eine gute Möglichkeit, Verschleißerscheinungen rechtzeitig zu stoppen und empfindlichere Regelkreise (Immunsystem, Hormonsystem, Nervensystem) vor Schäden zu bewahren.

Mineralstoffe/Spurenelemente: Mineralien sind die anorganischen Bestandteile aller pflanzlichen und tierischen Gewebe. Sie können im Körper selbst nicht hergestellt werden, müssen also von außen zugeführt werden. Sie spielen bei praktisch allen Lebensvorgängen eine Rolle: So sind bestimmte Mineralien wie Kalzium an den Gerüst- und Stützsubstanzen des Körpers wie Knochen oder Zähne beteiligt, werden Natrium, Kalium und Kalzium für die Entstehung und Weiterleitung von Nervenimpulsen benötigt oder ist Zink Bestandteil von rund 300 Enzymen. Auch sorgen diese Substanzen dafür, dass in allen Körperflüssigkeiten der richtige Säure- oder Basengrad herrscht und dass die Gewebe »prall« aussehen. Je nach dem Anteil der Mineralien an der Körpersubstanz unterscheidet man Mengenelemente (üblicherweise als Mineralstoffe bezeichnet) und Spurenelemente. Zu den Spurenelementen zählen Kupfer, Zink, Mangan, Kobalt, Molybdän, Selen, Jod und Fluor.

Ältere Menschen haben oft einen erhöhten Bedarf an diesen Stoffen, da sie sie meist nicht mehr so gut aus der Nahrung aufnehmen können. Es ist dann sinnvoll, mit Tabletten nachzuhelfen. Da die Mineralien praktisch alle wasserlöslich sind, wird ein Zuviel wieder ausgeschieden. Vergiftungserscheinungen sind dennoch möglich, insbesondere bei den Spurenelementen. Sie müssen sorgfältig dosiert werden. Daher sind die Anweisungen des Arztes bzw. der Packungsbeilage genau einzuhalten. Eine Überdosierung hat noch einen weiteren Nachteil: Für die Ausscheidung ist die Niere zuständig; ein Zuviel an Mineralien belastet also dieses Organ unnötig.

Hormone: Hormone sind chemische Wirk- und Regulationsstoffe, die im Körper selbst von speziellen Organen gebildet und auf dem Blutweg zu den Zielorganen geschickt werden. In winzigsten Mengen lösen sie beachtliche und spezifische Reaktionen im Körper aus. Sie sind beispielsweise zuständig für das Ablaufen des weiblichen Monatszyklus, für die Regulierung des Blutdrucks, für die Bildung von Verdauungssäften, für die Verstärkung oder Erniedrigung der Atemtätigkeit und für Reaktionen wie Rotwerden, Übelkeit und Durchfall oder für das Gefühl der Verliebtheit. Meist greift ein Hormon gleich in mehrere Regelkreise des Organismus ein. Darin liegt auch die Gefahr ihrer Einnahme. Ein Zuviel wird nicht einfach ausgeschieden, sondern lässt eine Kette von Stoffwechselreaktionen ablaufen. Der Körper kann nicht unterscheiden, ob das Hormon eigenproduziert ist oder ob es eingenommen wurde. Die Wirkung ist immer eine Entweder-Oder-Reaktion.

Mit fortschreitendem Lebensalter lässt die körpereigene Hormonsynthese nach, beim einen Menschen stärker, beim anderen langsamer. Da hier große individuelle Unterschiede bestehen, sollte ein Hormon niemals unkontrolliert geschluckt werden, sondern immer nur, nachdem der tatsächliche Bedarf gemessen wurde. Ein Hormon greift auf einer sehr viel tiefer gehenden Ebene in den Stoffwechsel ein als beispielsweise Vitamine und Mineralien, die zwar an der Herstellung eines Hormones beteiligt sein können, aber niemals dessen Wirkung auslösen. Die Wirkung eines Hormons tritt daher schneller ein als die eines Vitamins oder Minerals. Deshalb sollte man vorsichtig mit diesen hochwirksamen Biomolekülen umgehen. Sie sollten auch nie über den von der Natur vorgesehenen, physiologischen Wert dosiert werden. Die Wirkungen exzessiver Hormonzufuhren auf den menschlichen Körper sind derzeit kaum untersucht. Ferner sollte man Hormone nie in zu jungen Jahren schlucken (außer bei Vorliegen einer entsprechenden behandlungsbedürftigen Krankheit). Wissenschaftler empfehlen, Hormone frühestens ab einem Alter von etwa 40 Jahren einzunehmen.

Hormone sind in Deutschland rezeptpflichtig, nicht aber in einigen EU-Nachbarländern und in Amerika. Sie werden daher gerne gemäß entsprechender Empfehlungen der Laienpresse als »Urlaubssouvenir« mitgebracht.

Drei Hormone stehen gegenwärtig im Rampenlicht der Alternsforschung (neben dem Frauen schon lange verordneten Östrogen) und gelten als die neuesten Waffen gegen das Altern: Melatonin, DHEA und das Wachstumshormon. Die folgende Tabelle 7 gibt einen kurzen Überblick.

Tabelle 7: Hormone gegen das Altern

Hormon	Wirkung	Risiko in physiologischer Dosierung
Melatonin*	körpereigene »Schlaftablette«, wirksames Antioxidans, senkt die Testosteronproduktion	derzeit keines bekannt, einige Kontraindikationen sind zu berücksichtigen: Müdigkeit, leichte Depressionen
DHEA* (Dehydroepiandrosteron)	Wohlfühlhormon für das Gehirn; Traumhormon; erhöht die Testodteronproduktion, daher eigentlicher Gegenspieler zu Melatonin	derzeit keines bekannt; bei Frauen Vermännlichungserscheinungen möglich
Wachstumshormon*	fördert das Wachstum von Muskeln und Haut	Dosierung problematisch Herzversagen, Diabetes, Gelenkentzündungen, Krebs, übermäßiges Organwachstum

* Das Bundesgesundheitsamt rät von der Einnahme ab. Keine klinische Langzeituntersuchungen. Verdacht, dass Krebsrisiko erhöht ist.

Kaufen Sie sich niemals ein Hormonpräparat, nur weil es in der Laienpresse als jung machend empfohlen wurde oder ein Freund sich damit »gut fühlt«. Hormone sollten nur nach einer entsprechenden ärztlichen Untersuchung eingenommen werden. Auch wenn nicht zu erwarten ist, dass ein körpereigener Stoff derartig gravierende Nebenwirkungen wie ein chemisches Medikament haben wird, so sollte man dennoch behutsam mit diesen hochwirksamen Substanzen der Natur umgehen, über deren Wirkungen man immer noch sehr wenig weiß.

Die Anleitung für den biologischen Baukasten

Biologische, körpereigene oder vom Körper normalerweise benötigte Stoffe sind eine wirksame Hilfe gegen die Beschwerden des Alterns. Reicht die Hilfe aus eigener Kraft also nicht mehr aus, so kann hierauf zurückgegriffen werden.

Leider leben Menschen relativ häufig nur noch aus diesem »Notfallkoffer« der Natur. Es ist z.B. durchaus möglich, ein Leben in permanenter Aktivität und auf hohem Energieniveau zu führen, ohne sofort krank zu werden. Solche Menschen bessern erfahrungsgemäß durch die regelmäßige Einnahme von Pillen nach, wo ihnen stressbedingte Schäden an den eigenen Strukturen entstanden sind.

Die Tatsache, dass es sich hierbei um körpereigene Stoffe handelt, verleitet oft zu der Annahme, man könne sie bedenkenlos und in jeder Dosis schlucken. Doch die Natur hat ihren eigenen Substanzen sowohl eine genau definierte Funktion als auch eine feste Dosierung und einen biologischen Rhythmus zugeordnet. Die Verwendung zur falschen Zeit (z.B. Schlafhormon am Tag), für die falsche Funktion oder in einer falschen Dosierung kann zu teilweise schweren Nebenwirkungen führen. Respekt vor den Bausteinen der Evolution ist also angebracht.

Mit dem folgenden Programm haben Sie gute Chancen, ein langes Leben in guter Gesundheit zu führen:

1. *Machen Sie die in den vorherigen Kapiteln vorgestellten Empfehlungen zur Grundlage Ihrer Lebensweise!* Sie müssen nicht alles exakt befolgen. Übernehmen Sie das, was zu Ihnen und Ihren Vorstellungen vom eigenen Leben passt und setzen Sie es im Alltag um. Spüren Sie auf, was in Ihrem Leben unnötig Kraft und Energie kostet und schaffen Sie es nach Möglichkeit ab.

2. *Lassen Sie einen regelmäßigen Check bei einem kompetenten Arzt vornehmen!* Jeder Mensch besitzt seinen eigenen individuellen genetischen Bauplan und durchlebt damit einen ganz eigenen Alterungsprozess. Je länger die einzelnen Regelkreise im Körper ihre Leistungsfähigkeit beibehalten, desto besser wird der Körper mit Angriffen auf die Vitalität von innen und von außen fertig. Eine solche Untersuchung zeigt Ihnen Ihr persönliches biologisches Alter und entlarvt Mangelerscheinungen.

3. *Spüren Sie Leckstellen in der Lebensbatterie auf!* Der Nachweis, dass Ihrem Körper wichtige Vitamine, Mineralien oder Hormone fehlen, sollte zunächst als ein Anzeichen dafür gewertet werden, dass in der inneren oder äußeren Umgebung Bedingungen aufgetreten sind, die zu einem erhöhten Verbrauch geführt haben. Diesen gilt es nachzuspüren. Umweltschadstoffe jeder Art, z.B. Pestizide, Autoabgase, giftige Gase aus Müllverbrennungsanlagen, Blei, Kadmium etc. gehen beispielsweise auf Kosten der Mineralienversorgung und beschleunigen Alterungsprozesse. Stress, Hektik, falsche Ernährung, zu wenig Schlaf, Genussmittel (z.B. Rauchen oder exzessiver und unkontrollierter Medikamentenkonsum) ziehen generell eine breite Spur der Verwüstung durch das biologische System. Parallel zur Behebung des festgestellten Mangels sollte hier Abhilfe geschaffen werden, um erneuten Mängeln vorzubeugen.

4. *Therapieren Sie nie über den physiologischen Wert hinaus!* Viel hilft nicht mehr. Für die meisten Stoffe im Körper gelten

von der Natur vorgesehene »Höchstmengen« im Blut. Diese sind erforscht und in der Literatur publiziert. Ihr Arzt kennt diese Werte, und sie sollten in einer Therapie nicht überschritten werden. Die Natur selbst hat für jeden ihrer Wirkstoffe die optimale Dosierung vorgesehen. Der Mensch sollte es sich nicht anmaßen, diese zu korrigieren!

5. *Versuchen Sie einen Defekt zunächst durch eine Änderung der Lebensweise in den Griff zu bekommen!* Erst dann sollte ein Versuch mit Vitaminen und Mineralien unternommen werden, bevor die stärker wirksamen Hormone (nur unter der Kontrolle eines guten Arztes!) eingesetzt werden (außer bei Vorliegen einer behandlungsbedürftigen Krankheit).

6. *Erkennen Sie »aufleuchtende Kontrolllampen« Ihres Körpers!* Zu diesem Zeitpunkt ist meist noch eine Therapie mit relativ einfachen Mitteln möglich. Solche Warnlampen können bereits in früheren Lebensjahren aufleuchten. Das sind insbesondere:

– starke Müdigkeit/Erschöpfung/ nachlassende Vitalität
– Häufige Infekte (Atemwege, Magen-Darm-Trakt, Harnwege)
– Konzentrationsstörungen/Gedächtnisschwäche
– wiederkehrende Kopfschmerzen, Muskelschmerzen
– Gelenkschmerzen, Taubheitsgefühle in Armen oder Beinen
– Muskelzucken
– erhöhte Temperaturen über einen längeren Zeitraum
– Schlafstörungen oder übersteigertes Schlafbedürfnis
– geschwollene Lymphknoten
– Verdauungsstörungen/Übelkeit
– Mund- und Augentrockenheit, Nachtschweiß
– Panik- und Angstanfälle, Depressionen
– Persönlichkeitsveränderungen
– Allergien
– Hautveränderungen
– drastische Gewichtszu- bzw. Abnahme

Erkennen Sie in solchen Symptomen, insbesondere wenn sie gehäuft und über längere Zeit auftreten, einen Hilferuf Ihres Körpers (genau genommen Ihres Immunsystems) und suchen Sie einen kompetenten Arzt auf!

8

Der programmierte Tod

Die vorherigen Kapitel haben deutlich gezeigt, dass Altern und eine begrenzte Lebensdauer sicher nicht primär die Folge einer unerwünschten Verschleißerscheinung des Organismus sind, der im Prinzip eigentlich viel lieber unsterblich wäre, aber an seiner eigenen Unzulänglichkeit und Unvollkommenheit scheitert. Dies ist eher die subjektive und egozentrische Betrachtungsweise der meisten Menschen und Wissenschaftler. Altern ist nicht die biologische Unfähigkeit der Zellen, jung zu bleiben, sondern ein genetisch programmierter, letztlich gewünschter Prozess der Evolution. Wer dem Geheimnis des Daseins näher kommen möchte, der muss das Altern und den Tod als ureigenstes Programm des Lebens begreifen.

Zellen teilen sich nicht ewig

Zur normalen Entwicklung und damit auch zum Altern einer Zelle gehören Verdopplungs- und Teilungsvorgänge des Erbguts. Bei der Bildung der Keimzellen wird der Chromosomensatz zunächst halbiert (Reduktionsteilung, Meiose), bevor er sich dann mit einem entsprechenden halben Chromosomensatz mit einer Keimzelle des anderen Geschlechts zur Zeugung neuen Lebens vereinigt. Dadurch wird die Erbinformation von Generation zu Generation weitergegeben.

Vermehren sich dagegen Körperzellen, wird zunächst eine

identische Kopie des Erbguts angefertigt. Die Mutterzelle teilt sich und gibt der Tochterzelle die Genkopie als Bauplan mit. Eine solche Wachstums- und Vermehrungsteilung nennt man Mitose. Viele Körperzellen treten sofort nach der ersten Mitose in eine irreversible Ruhephase und teilen sich nicht mehr, so z.b. die Nervenzellen, die Muskelzellen und die roten Blutkörperchen. Andere teilen sich ein paar Mal und treten dann in diese Ruhephase, wie z.b. die Leberzellen und die Lymphozyten. Eine lang anhaltende Mitosefähigkeit zeichnet dagegen alle Epithelzellen (Bindegewebszellen) aus, insbesondere des Darms und der Haut. Ist die irreversible, postmitotische Phase erreicht, so kann die Teilungsfähigkeit nur durch Einwirkungen wie Chemikalien, UV-Strahlen, Viren etc. wieder hervorgerufen werden. Es entsteht dann die gefürchtete Krankheit Krebs. In einer Krebszelle ist also das gestoppte Zellteilungsprogramm wieder aktiv.

Die Hayflick-Zahl

Während man lange davon ausging, dass sich Zellen ewig teilen können, konnte der amerikanische Zellbiologe Leonard Hayflick zeigen, dass jede Zelle sich nur mit einer bestimmten Häufigkeit teilen kann. So teilen sich menschliche embryonale Fibroblasten in Kultur etwa 40- bis 60-mal. Diese Zahl wurde zu Ehren des Forschers als »Hayflick-Zahl« (siehe Abbildung 10) bezeichnet. Verschieden lang lebende Organismen haben verschiedene Hayflick-Zahlen, wie experimentell herausgefunden wurde. Je länger ein Organismus lebt, desto öfter kann er seine Zellen teilen. Ein weiterer interessanter Befund: Die Zellen können sich bereits durchgeführte Teilungen »merken«. Je älter also der Zellspender ist, umso geringer ist die Anzahl der noch möglichen Zellteilungen. Hayflick hat menschliche Fibroblasten in verschiedenen Kulturen sich verschieden oft teilen lassen und dann in flüssigem Stickstoff bis zu 28 Jahre eingefroren. Als man die Zellen dann wieder auftaute, machten sie noch genauso viele Teilungen durch, wie ihnen zur Hayflick-

Abbildung 10:
Hayflick-Zahlen

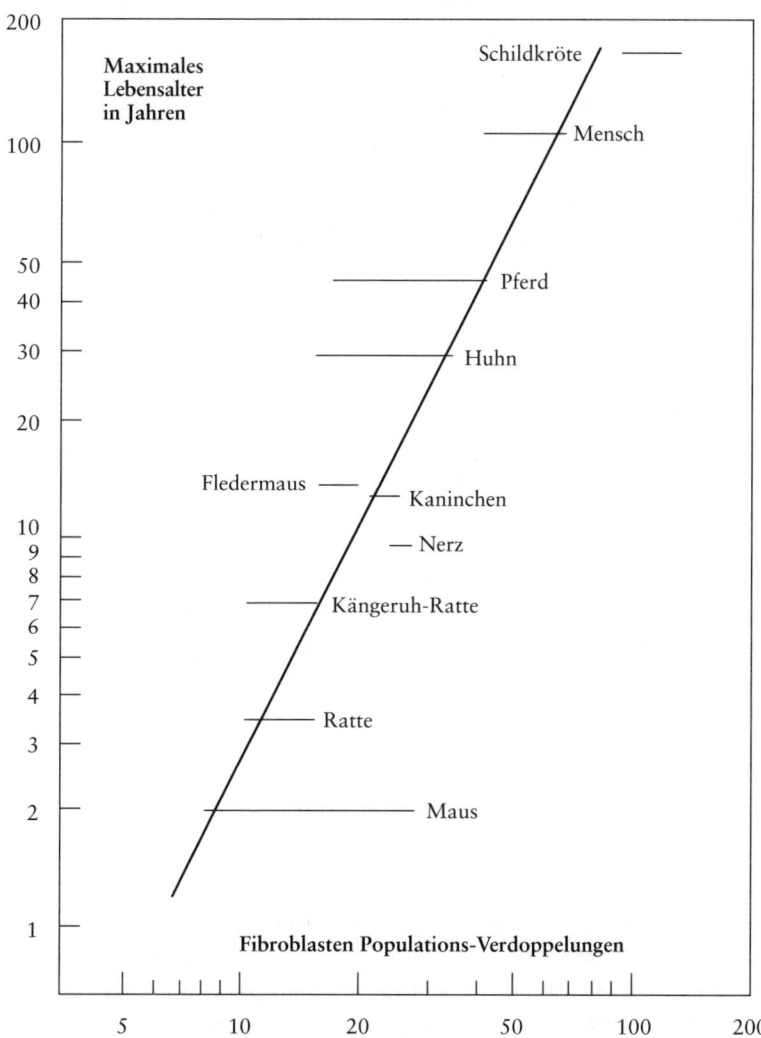

Maximale Zahl von möglichen Zellverdopplungen menschlicher Fibroblasten in Abhängigkeit vom Lebensalter des Zellspenders

Zahl noch fehlten. Offensichtlich besitzt jede Zelle ein Zählwerk für durchgemachte Teilungen, das durch das Tiefgefrieren nicht verloren geht, auch wenn die »innere Uhr« (also die Mitoseteilung) angehalten wird. Diese Beobachtung ist wohl der deutlichste Hinweis darauf, dass in der Zelle ein genetisches Programm vorhanden ist, das Alterung im Sinne von begrenzter Teilungsfähigkeit und in der Folge den Tod ablaufen lässt.

Tödliche Unsterblichkeit

Die Tatsache, dass sich Zellen nicht ewig teilen können, erscheint zunächst wie ein Mangel oder Defekt. Instinktiv erwartet man, dass der Körper mit immer während Teilungsfähigkeit gesegnet sein müsste.

Doch der Stopp der Teilungsfähigkeit einer Zelle trotz potenziell vorhandener unbegrenzter Teilungsfähigkeit sichert das Überleben. Organismen und Organe können nicht beliebig groß werden und aus beliebig vielen Zellen bestehen. Das Wachstum muss begrenzt werden. Jeder Zelltyp ist ab einem gewissen Reifungsgrad gezwungen zu überprüfen, ob er sich weiter teilen soll oder ob es sinnvoller ist, damit – zumindest teilweise – aufzuhören. In anderen Situationen kann gestoppte Zellteilung auch wieder beginnen (z.B. bei Wundheilung oder Regeneration etc.). Manchmal ist es sogar notwendig, dass die Zelle sich »umbringt«, also auflöst (diesen Vorgang nennt man Apoptose). All diese Abläufe sind sorgfältig in den Genen programmiert. Unsterblichkeit von Zellen, wie es bei Krebs der Fall ist, hätte für den Organismus tödliche Folgen: Der Tod käme zu früh und zu keinem planbaren Zeitpunkt mehr.

Unsterblichkeit im Sinne sich ewig teilender Zellen wäre somit, grundsätzlich gesehen, einfach möglich, da der Organismus über alle Informationen verfügt, sich ständig zu erneuern und daher keine alten Strukturen besitzen müsste. Es gibt also keine prinzipielle Notwendigkeit für ein lebendes System zu altern und wegen unausbesserlichem Verschleiß zugrunde zu gehen. Doch warum müssen wir dann sterben?

Gibt es ewiges Leben?

Auch wenn es manche Bäume vorzuleben scheinen, ein ewiges Leben wird es für den Menschen nicht geben. Während es Krankheiten gibt, bei denen ein Organismus im Eiltempo altert, gibt es erstaunlicherweise kein Leiden, das einem Lebewesen Unsterblichkeit verleiht.

Das Phänomen der vorzeitigen Vergreisung (siehe Kapitel 7) geht immer auf einen genetischen Defekt zurück, ist also angeboren. Sie kann nicht im Laufe eines Lebens erworben werden.

Es gibt jedoch Zellen, die sich auf Unsterblichkeit »programmiert« haben: Krebszellen. Sie können sich, wie schon erwähnt, endlos teilen; sie altern nicht und sind damit unsterblich – und deshalb für den Menschen auch so gefährlich. Krebszellen haben sich dem normalen Zellteilungsprogramm des Körpers entzogen. Sie wuchern und zerstören den Menschen schließlich von innen.

Trotz eines unglaublichen Forschungsaufwandes auf dem Gebiet der Krebsforschung ist es den Wissenschaftlern nicht gelungen, den »Schalter« zu finden, mit dem eine Krebszelle ihr Unsterblichkeitsprogramm anknipst. Erkenntnisse auf diesem Gebiet könnten auch weitere Einsichten über das Wesen der Zellalterung bringen, denn Altern und Krebs sind zwei unmittelbar verwandte Phänomene.

Der geplante Selbstmord der Zellen

Der menschliche Körper besteht aus mehr als fünf Billionen Zellen. Das sind 50 mal mehr, als es Sterne in der Milchstraße gibt. Diese Zellen leben unterschiedlich lange. Manche von ihnen werden nur einmal gebildet und leben so lange wie der Organismus selbst. Dazu gehören Nervenzellen, Skelettmuskelzellen, Nierenzellen, Zellen der Schweißdrüsen oder die Eizellen der Frau. Andere Zellen wiederum sind nur kurzlebig: So leben beispielsweise Harnblasenzellen 66 Tage, Hautzellen 19 Tage und die weißen Blutkörperchen nur wenige Minuten. Millionen von Zellen werden pro Minute gebildet. Allein das Blutsystem produziert täglich mehr als 10 000 Milliarden Ersatzzellen. Damit der Körper nicht im Müll alter und kaputter Zellen erstickt, müssen Neubildung und Abbau fein ausgewogen sein. Viele Zellen gehen allein durch Verschleiß zugrunde und werden von spezialisierten Fresszellen des Immunsystems entsorgt.

Aber auch junge, voll funktionsfähige Zellen müssen manchmal vernichtet werden, z.b. eine Blutzelle, die nach einer erfolgreich bekämpften Infektion »arbeitslos« geworden ist. Andere Zellen haben innerhalb eines Entwicklungsablaufes kurzfristig eine Funktion, die später entbehrlich wird. Die Zelle ist dann überflüssig. Hier setzt nun ein Selbstmordprogramm der Zelle ein, die sogenannte Apoptose. Dieses Zelltötungsprogramm ist auf dem Gen p53 gespeichert. Dieses Gen bildet das Protein p53, das wie ein »Sterbehelfer« die Zellen lebensmüde macht und sterben lässt. Kontrolliert wird dieses Zelltötungsprogramm durch zwei weitere Gene, die Gene bcl-2 und myc. Diese Zelltodblocker sind regelrechte Überlebensgene. Sie können die Funktion des Gens p53 wieder aufheben. Das Gleichgewicht zwischen Todes- und Überlebensgen entscheidet über Sterben oder Weiterleben in der Zelle.

Der Zelltod ist hier also keinesfalls ein Betriebsunfall des Körpers, sondern die normale Folge einer in den Genen programmierten Entwicklung. Dieses Tötungsprogramm ist für den Organismus sogar lebenswichtig.

Unsterblichkeit von Zellen ist möglich, aber unnötig

Jedes Lebewesen altert mit dem Ablaufen der Jahre. Dieser nach außen hin sichtbare Vorgang ist eine Folge der Alterung auf Zellebene. Der Prozess vollzieht sich also von innen nach außen, zum Gesamtorganismus hin.

Diesem unausweichlichen Vorgang scheinen sich die Keimzellen, also die Ei- und Samenzellen, auf geheimnisvolle Weise zu entziehen. Diese Zellen sind es aber, die die Fortpflanzung und damit das Überleben eines Organismus sichern.

Jedes neu auf die Welt kommende Lebewesen, sei es ein Säugling, ein frisch geschlüpfter Vogel, ein junges Reptil oder eine neu keimende Pflanze, ist immer gleich jung und hat die gleiche Lebenserwartung, egal wie alt die Eltern bei der Zeugung waren (vorausgesetzt, es liegen keine genetischen Schäden vor).

In den Keimzellen sind die gesamten Erbinformationen aller vorangegangenen Generationen – mit nur minimalen evolutionsbedingten Veränderungen – unverändert gespeichert. Viele Informationen haben sich seit zigmillionen Jahren sogar überhaupt nicht verändert, wie z.b. der Vorgang der Energiegewinnung. Dabei sind die Keimzellen den gleichen schädigenden Umwelteinflüssen wie auch die Körperzellen ausgesetzt, ohne auch nur den geringsten Schaden davonzutragen.

Bei der Frau ist die Grundlage der Keimzellenproduktion für die neu entstehende Generation bereits in der 20. Schwangerschaftswoche gelegt. Ab diesem Zeitpunkt ist die Zahl der im späteren Leben bereitstehenden Eizellen irreversibel festgelegt. Diese Eizellen verhindern nun durch ein überaus wirkungsvolles Reparatursystem Schäden an ihrer Erbsubstanz. Bei der Vereinigung mit der von einem anderen Individuum stammenden Samenzelle besteht nun die Möglichkeit, sich wechselseitig das Erbgut zu reparieren, da zwischen fremden Organismen Schäden besser erkannt werden als im eigenen Organismus, wie es bei den Körperzellen der Fall ist. Dadurch kann sich die genetische Information der Keimzellen jeweils wechselseitig verjüngen und so die Lebensuhr beim Start eines neuen Lebewesens wieder auf Null zurückdrehen.

Wo es also unerlässlich ist, ist es für biologische Systeme kein Problem, Schädigungen auszumerzen und Unsterblichkeit zu produzieren.

Eine gewisse Altersabhängigkeit des Reparatursystems vom Alter der Mutter lässt sich jedoch feststellen. Mütter unter 30 haben nur selten Kinder mit Chromosomenstörungen. Bei den

über 35-Jährigen ist die Rate schon auf 1 von 180 Geburten
gestiegen, bei den über 45-Jährigen sogar auf 1 von 20 Geburten. Kinder mit Chromosomenschäden kommen schon als
»alt« auf die Welt. Doch auch hier hat die Natur Schutzmechanismen eingebaut: Mehrfach chromosomengeschädigte
Embryonen werden im Mutterleib schon als solche erkannt
und als Fehlgeburt an ihrer Weiterentwicklung gehindert, sie
sterben ab.

Jung sterben, aber so spät wie möglich!

Die physikalische Alterung, wie der Verschleiß und das Kaputtgehen von technischen Gegenständen, wird passiv erduldet und
ist vor allem durch äußere Faktoren bedingt. Dem steht das aktiv gesteuerte Altern und der programmierte Tod von biologischen Systemen, also von lebenden Organismen, gegenüber.
Beide Vorgänge sind deshalb prinzipiell nicht miteinander vergleichbar. Gegenstände verschleißen, zeigen damit Alterung,
weil sie aufgrund eines physikalisch-chemischen Grundgesetzes
unserer Welt immer den Zustand der größten Unordnung
(Entropie) anstreben. Alle Systeme, die mit der Umgebung in
offener Verbindung stehen und mit ihr frei Energie und Stoffe
austauschen können, streben einen möglichst hohen Unordnungszustand an. Eine hohe Ordnung (also ein niedriger Entropiezustand) lässt sich aber nur durch beständige Zufuhr von
Energie aufrechterhalten.

Bei einem lebenden Organismus wie z.B. bei einem scheinbar
leblosen Schwamm gilt das gleiche physikalisch-chemische Alterungsgesetz wie im technischen Bereich, die Folgerungen daraus sind allerdings nicht in der gleichen Weise obligatorisch
Zumindest solange ein biologisches System die Fähigkeit hat,
sich zu erneuern, könnte es tatsächlich älter werden, ohne zu
altern. Es ist in der Lage, beständig Energie gegen die Zunahme
der Unordnung aufzubringen, also seine eigenen Bausteine wieder zu reparieren und instand zu setzen. Dies ist ein Grundcha-

rakteristikum des Lebens und das biologische System hat dafür seinen Stoffwechsel entwickelt. Der Abbau alter und der Aufbau neuer Substanzen werden über den Stoffwechsel durchgeführt, und sie stehen in einem dauernden Fließgleichgewicht zueinander. So ändert sich das Material, das den Organismus aufbaut, dauernd. Auf diese Weise erneuert sich beispielsweise der Mensch in etwa sieben Jahren zu 90 Prozent. Das bedeutet, er besteht dann zu diesem Prozentsatz aus völlig neuem Grundmaterial. Bei vielen kleinen Tieren und im Wachstum kann diese komplette Erneuerung sogar innerhalb weniger Tage ablaufen. Abnutzung und als ihre Folge Tod wären also nicht zwangsläufig notwendig, zumal der Organismus auch noch über sehr vielfältige Reparaturmechanismen verfügt. Es gibt keine prinzipielle biologische Notwendigkeit dafür, dass ein lebendes System im technischen Sinne altern und wegen unausbesserlichen Verschleißes zugrunde gehen muss. Das Gleiche gilt im Übrigen auch für technische Systeme. Wenn wir Verschleißteile oder gealterte Teile regelmäßig gegen neue, unverbrauchte austauschen würden, könnte auch ein Gerät ewig leben.

Doch kein Mensch tut so etwas. Man kauft sich lieber ein neues Modell und wirft das alte weg, auch wenn es noch funktionsfähig und »gar nicht so alt« ist.

Die Lebensdauer ist vorprogrammiert

Wie bereits dargelegt, ist das mögliche biologische Höchstalter eine feste Größe eines biologischen Systems. So beträgt es beim Menschen, vorausgesetzt, dass weder Unfall noch Krankheit den Tod vorzeitig herbeiführen, etwa 110 bis 125 Jahre.

Die Diskussion über genaue Altersangaben hat wohl eher theoretischen Charakter. Als möglicher Zielpunkt ist ein solches Alter sowieso nur eine schwache Illusion. Es geht darum zu akzeptieren, dass das Leben eine zwar lange, aber endliche Dauer hat, die in den Genen programmiert ist und nicht durch äußere Umstände »verschuldet« ist.

Ewiges Leben behindert den Fortschritt

In der Natur werden die vorhandenen Lebewesen regelmäßig durch neu hinzukommende ersetzt. Diese weisen durch Erbgutveränderungen neue Eigenschaften auf, und im Verlaufe ihrer individuellen Lebensgeschichte werden sie auf optimale, das bedeutet bessere Anpassung an die Umweltbedingungen hin getestet. Unsterblichkeit würde dieses System stören. Es braucht Platz für neue, bessere, den Umweltbedingungen optimal angepasste Individuen. Dies ist ein Grundprinzip der Evolution. Der Tod ist mithin eine Grundvoraussetzung für den reibungslosen und schnellen Ablauf der Fort- und Weiterentwicklung eines biologischen Systems in Richtung immer besserer Anpassung an die herrschenden Umweltbedingungen. Die Natur investiert lieber in ein neues Modell, als dass sie das alte erhält.

Ein begrenztes Lebensalter und das Altern werden ganz offensichtlich als Systemeigenschaft dem Organismus vom ersten Augenblick seiner Entwicklung an mitgegeben. Die Lebensdauer und damit der Tod sind also vom Beginn des Lebens an gewissermaßen vorprogrammiert. Man nennt dies die Hypothese von der genetisch aktiv gelenkten Alterung, die im Tod ihr Ziel findet. Diese Theorie ist heute von Wissenschaftlern eigentlich unbestritten. Aus genetischer Sicht ist danach Altern keine Krankheit, kein unabwendbarer Verschleißprozess, dem das biologische System passiv erliegt, sondern ein evolutionsbiologisch sinnvoller Prozess der notwendigen Generationenfolge.

Es ist daher nicht das Ziel der Evolution, den »Genträger« zu erhalten, sondern die genetische Information muss bewahrt und weitergegeben werden. Der Körper ist also nichts anderes als ein Container und eine Verteilungsstelle für das Erbgut.

Ob Alterungsvorgänge direkt programmiert sind, ist noch unklar. Es scheint aber auch nicht notwendig, ein solches Programm im Erbgut direkt vorzusehen. Für die Lebensbegrenzung und das Altern reicht es aus, einfach die »Unterstützung« des biologischen Systems einzustellen. Es verläuft dann wie bei einem alten Auto, wenn der Besitzer beschlossen hat, dass es nicht mehr den modernen Bedürfnissen entspricht und abgeschafft werden soll. Es wird langsam funktionsunfähig, weil man keine (immer noch möglichen) kostenintensiven Reparatur- und Pflegemaßnahmen mehr durchführt, die sich ohnehin nicht mehr lohnen! Dazu ist kein bewusstes Programm des »Nicht-Mehr-Machens« erforderlich, sondern die bewusste Entscheidung über die Anschaffung eines neuen Wagens reicht aus.

Und genauso verfährt offensichtlich die Evolution: Es ist günstiger, in ein neues »Modell« zu investieren, das den möglicherweise geänderten Umweltbedingungen besser angepasst ist, als ein bereits vorhandenes immer wieder zu reparieren und auszubessern.

Der Mensch, ein Einwegprodukt mit Verfallsdatum

Amerikanische Alternsforscher gingen davon aus, dass die Erbanlagen eines Menschen die körpereigenen Reparatursysteme nur so lange am Arbeiten halten, bis gewährleistet ist, dass das Individuum lange genug gelebt hat, um sich fortzupflanzen, d.h. bis es die Erbanlagen weitergegeben hat. Dann werden sie abgeschaltet bzw. einfach nicht mehr funktionsfähig gehalten. Nach dieser Ansicht ist es nicht sinnvoll, den Organismus als Ganzes mit allen verfügbaren Mitteln auf potenzielle Unsterblichkeit anzulegen. Die dafür notwendige Energie ist viel günstiger investiert, wenn sie der Fortpflanzung zugute kommt. Deshalb hat die Natur in die Erhaltungssysteme investiert, die lediglich für die zu erwartende Lebensspanne jugendliche Kraft garantieren. So kann das biologische System alle übrigen Energiereserven dazu nutzen, um seine Fruchtbarkeit zu maximieren. Danach kann es abgeschaltet werden. Altern und Tod sind also weder ein Unfall der Natur noch eine Panne der Evolution, sondern ein gewolltes Ereignis.

Unsterblich sind nur die Gene

Das Modell vom Einwegprodukt gilt für den Menschen jedoch nur in Bezug auf die körperlichen Zellen. Unsterblich im wahrsten Sinne des Wortes sind nämlich die weitergegebenen Erbinformationen, die sich des übrigen Organismus lediglich als entbehrliches Transportvehikel entledigen, wenn eine neue Trägergeneration in die Welt gesetzt wurde. Seit Beginn des Lebens haben sich auf diese Weise Organismen erfolgreich fortgepflanzt und ihre Existenz am Leben erhalten. In jedem Menschen steckt noch die »unsterbliche« Information aus unvorstellbaren Urzeiten, als sich diese Strategie schon als vernünftig erwiesen hat. Und wir geben diese Information an unsere Kinder, soweit vorhanden, weiter. Altern und Tod als autonom im System ablaufendes Programm sind daher nur die logische Folge aus diesen Einsichten und eine schlüssige Notwendigkeit. Durch eine ideale Lebensführung, optimale Umweltbedingungen und medizinische Intervention lässt sich daher nur die durchschnittliche, nicht aber die genetisch festgelegte, programmierte maximale Lebensspanne des Menschen (wie auch die eines jeden Lebewesens) erhöhen.

Muss diese Aussicht und Einsicht beunruhigen? Ist das programmierte Altern und der programmierte Tod ein Schreckensbild, das einem die Naturwissenschaftler als gnadenloses Schicksal oft scheinbar gefühllos vor das Gesicht halten? Die Autoren sind hier anderer Auffassung. Es muss als viel akzeptabler erscheinen, das Altern und den Tod als eine in jedem Lebewesen selbst innewohnende, allen Organismen eigene, wunderbare und natürliche Eigenschaft zu begreifen, als sich als Opfer einer feindlichen und bedrohlichen Umwelt fühlen zu müssen, die einem ans Leben will und damit letztlich Erfolg hat. Der programmierte Tod als elementares Charakteristikum eines jeden Lebens fordert dazu auf, den Ablauf dieses Lebens als natürlichen und nicht krankhaften Alterungsvorgang anzunehmen und es glücklich, zufrieden und bewusst Augenblick für Augenblick zu genießen. Lebensgenuss und Lebensfreude sind letztlich wichtiger als die Jagd nach einem Altersrekord.

Im Gegenteil: Ein hohes Alter ist meist das Nebenprodukt eines in Freude und mit Rücksicht auf die eigenen Wünsche und Bedürfnisse gelebten Lebens.

9
Anhang

Wer sich intensiver mit den biologischen und medizinischen Grundlagen des Alterns bei Mensch, Tier und Pflanze beschäftigen will, findet im Buch von Prof. Dr. Roland Prinzinger, *Das Geheimnis des Alterns. Die programmierte Lebenszeit bei Mensch, Tier und Pflanze (1996)* eine ausführliche Darstellung aller Aspekte mit über 200 Abbildungen, zahlreichen Tabellen und weiterführenden Literaturzitaten.

Literaturempfehlungen zu den Themen des Buches

Altern allgemein

Borscheid, P., *Die Geschichte des Alters,* München 1989.
Fossel, M., *Das Unsterblichkeitsenzym,* München 1996.
Frolkis, V.V., *Mechanismen des Alterns,* Berlin 1975.
GEO-Wissen, *Altern und Jugendwahn,* Hamburg 1991.
Hahn, H.P. von, *Das biologische Altern. Erscheinungsformen und Mechanismen des Alterns,* Kurzmonographien Sandoz, Nürnberg 1979.
Hayflick, L., *Auf ewig jung? – Ist unsere biologische Uhr beeinflussbar?* Bielefeld 1996.
Hilgers, A., Hofmann, I., *Melatonin – die Pille für Gesundheit und ewige Jugend?* München 1996.

Hilgers, A., Hofmann, I., *Ewig jung mit DHEA?* München 1997.

Kuratorium Deutsche Altershilfe; Hrsg. H. Nekielski, *Rund ums Alter. Alles Wissenswerte von A bis Z.*, München 1996.

Lehr, U., *Psychologie des Alterns, Quelle und Meyer,* Heidelberg 1987.

Platt, D., *Handbuch der Gerontologie*, Stuttgart 1989.

Platt, D., *Biologie des Alterns*, Berlin/New York 1991.

Prinzinger, R., *Das Geheimnis des Alterns*, Frankfurt/New York 1996.

Ricklefs, R.E., Finch, C.E., *Altern – Evolutionsbiologie und medizinische Forschung*, Heidelberg/Berlin/Oxford 1996.

Steinhardt, M., *Altern. Seine Ursachen und seine Biologie*, Stuttgart 1990.

Theimer, W., *Altern und Alter*, Stuttgart 1973.

Bewegung und Sport

Bloss, H.A., *Fitness-Lexikon. Gesundheitssport von A-Z*, Düsseldorf 1989.

Harf, A., Yoga – *Weg zur Harmonie*, Niedernhausen/Ts. 1991.

Schulz, H., *Bodybuilding für Frauen*, Niedernhausen/Ts. 1989.

Sölveborn, S-A., *Stretching*, München 1997.

Ernährung

Carper, J., *Nahrung ist die beste Medizin*, Düsseldorf 1993.

Hamm, M., *Schlank und gesund ohne Diät*, München 1996.

Hamm, M., *Gesundheitsschutz aus Obst und Gemüse,* München 1996.

Hofmann, I., Hilgers, A., *Fitmacher fürs Immunsystem*, München 1996.

Münzing-Ruef, I., *Kursbuch für gesunde Ernährung. Die Küche als Apotheke*, München 1991.

Roediger-Streubel, S., *Gesund durch Mineralstoffe und Spurenelemente*, München 1997.

Weber, M., Küllenberg, B., *Die typgerechte Ernährung*, München 1996.

Lebensweise

Dahlke, R., *Lebenskrisen als Entwicklungschancen*, München 1995.

Ehrhard, U., *Gute Mädchen kommen in den Himmel, böse überall hin*, Frankfurt 1994.

Ehrhard, U., *Und jeden Tag ein bisschen böser*, Frankfurt 1996.

Fensterheim, H., Baer, J., *Sag nicht Ja, wenn Du Nein sagen willst*, München 1977.

Hay, L., *Wahre Kraft kommt von Innen*, Freiburg i.Br. 1992.

Hay, Louise L., Taylor, J.C., *Die innere Ruhe finden, Meditation als Weg*, München 1996.

Hilgers, A., Hofmann, I., *CFS – Chaos im Immunsystem. Chronisches Müdigkeitssyndrom, wie sie es erkennen, bekämpfen und verhüten*, Bergisch-Gladbach 1994.

Norfolk, D., *Nie mehr müde und erschöpft*, München 1994.

Reverend Radha, *Der Zen-Weg des effektiven Managers*, Frankfurt 1990.

Glossar

Adoleszenz ➤ Zeitlich nicht exakt definierbarer Lebensabschnitt zwischen Beginn oder Ende der Pubertät und dem Erwachsenenalter.

adult ➤ Erwachsen, ausgereift.

Alternsforschung ➤ Gerontologie. Lehre von den Grundlagen, den Ursachen und dem Vorgang des Alterns.

Altersbeschwerden ➤ Beschwerden, die auf Veränderungen durch das Altern zurückzuführen sind.

Antigen ➤ Oberflächenmerkmal, aufgrund dessen der Körper eine Substanz als fremd erkennt.

Antikörper ➤ Vom Körper gebildeter Eiweißstoff, der mit einem Antigen reagiert und so einen Eindringling unschädlich macht.

Alzheimerkrankheit ➤ Mit Verblödung, Gedächtnisschwäche, Orientierungslosigkeit etc. einhergehende Gehirnerkrankung, die meist zwischen dem 50. und 60. Lebensjahr auftritt.

Angina pectoris ➤ Anfallsweises Auftreten von Beklemmung und Engegefühl in der Brust, verbunden mit Atemnot und Todesangst; Zeichen für Sauerstoffmangel des Herzens.

Apoptose ➤ Programmierter Zelltod; zeichnet sich dadurch aus, dass die Zellen schrumpfen, in kleine Gebilde zerfallen und von den Fresszellen des Immunsystems entsorgt werden.

Arteriosklerose ➤ »Arterienverkalkung«; mit Verhärtung, Verdickung, Elastizitätsverlust einhergehende krankhafte Veränderung der Arterien.

Arthritis ➤ Entzündliche Veränderung der Gelenke.

Arthrose ➤ Abnutzungserscheinung der Gelenke.

Atrophie ➤ Rückbildung eines Organs oder Gewebes.

Autolyse ➤ Nach dem Tode eintretende Selbstauflösung der Zellen durch zelleigene Verdauungsenzyme.

Biopsie ➤ Entnahme von Gewebe mit Skalpell, Nadel oder Zange für Untersuchungszwecke.

Blutbild ➤ Qualitative und quantitative Zusammensetzung des Blutes.

DNA/DNS ➤ Desoxyribonukleinsäure; Träger der genetischen Information (Erbgut) eines Lebewesens.

Endothel ➤ Einschichtiges Plattenepithel, das die Herzräume, Blut- und Lymphgefäße auskleidet.

Enzym ➤ Eiweißstoff, der in lebenden Organismen chemische Umsetzungen bewirkt; Biokatalysator.

Exitus ➤ Ausgang, Ende, medizinischer Tod.

extrinsisch ➤ Von außen kommend/wirkend.

Fibroblasten ➤ Eine spezielle Bindegewebszelle.

Geriatrikum ➤ Mittel zur Behandlung von Alterserscheinungen mit dem Ziel der Auffrischung und Verjüngung.

Geriatrie ➤ Altersheilkunde.

Gerontologie ➤ Alternsforschung.

Gelee royale ➤ Von Bienen erzeugtes Sekret, das eine Biene zur Königin macht; es wird in vielen Geriatrika eingesetzt und soll das menschliche Wohlbefinden verbessern.

Herzinfarkt ➤ Verschluss eines Herzkranzgefäßes.

Immortalisation ➤ Unsterblichmachung; durch (Zell-)Transformation können Zellen unsterblich werden und sich unbegrenzt teilen.

intrinsisch ➤ Von innen kommend.

Kanzerogene ➤ Krebs auslösende Stoffe.

Klonieren ➤ Erzeugen von erbgleichen Individuen auf asexuellem Weg.

Lebenserwartung ➤ Statistischer Mittelwert, der angibt, wie hoch die zu erwartende Lebensdauer eines Neugeborenen oder einer bestimmten Altersklasse ist.

Leukämie ➤ Bösartige Erkrankung der weißen Blutzellen.

Lipofuscin ➤ Eisenfreies, braunes Pigment, das in bestimmten Gewebszellen vorkommt; häuft sich hauptsächlich in Leber, Herz und Gehirn an.

Menarche ➤ Zeitpunkt des ersten Auftretens der Menstruation bei der Frau.

Menopause ➤ Zeitpunkt der letzten Menstruation bei der Frau, auf die retrospektiv ein Jahr lang keine weitere Monatsblutung erfolgt ist.

Mitochondrium ➤ Zellorganell, das für die Energieversorgung der Zelle zuständig ist.

Morbidität ➤ Krankheitshäufigkeit bzw. Krankheitsgeschehen innerhalb einer Population.

Morphologie ➤ Lehre vom Bau der Organismen.

Nekrose ➤ Pathologischer Zelltod, ausgelöst z.B. durch Verletzungen, Infekte etc.

Neoplasma ➤ Neubildung von Gewebe.

Ökologische Lebenserwartung ➤ Statistische Lebenserwartung einer Population unter natürlichen Bedingungen.

Ökologisches Lebensalter ➤ Lebensalter, das ein Organismus unter normalen Lebensbedingungen erreichen kann.

Onkogen ➤ Gen, das unter bestimmten Umständen Krebs auslösen kann.

Östrogen ➤ Weibliches Sexualhormon

Physiologie ➤ Lehre von der Funktion eines biologischen Systems.

Physiologische (maximale) Lebenserwartung ➤ Statistische Lebenserwartung einer Population unter optimalen Bedingungen, die die Einschränkungen durch Krankheit, Unfall, Kindersterblichkeit, Mangelernährung nicht kennt.

Physiologisches (maximales) Lebensalter ➤ Maximal mögliches, potenzielles Lebensalter,

das ein Organismus erreichen kann, wenn er unter optimalen Bedingungen (Ernährung etc.) lebt und nicht vorzeitig durch Unfall, Krankheit etc. stirbt.

Progeria ➤ Vorzeitige Vergreisung.

Proterogerie ➤ Exogen bedingtes vorzeitiges Altern.

Psychopharmaka ➤ Medikamente, die das Nervensystem im Sinne von Beruhigung, Dämpfung etc. beeinflussen.

Pubertät ➤ Zeit der Geschlechtsreife.

Senile Demenz ➤ Altersblödsinn.

Testosteron ➤ Männliches Sexualhormon.

Thymusdrüse ➤ Hinter dem Brustbein gelegene Drüse mit grundlegender Bedeutung für die Funktion des Immunsystems.

Tumor ➤ Gewebswucherung infolge krankhafter übermäßiger Zellvermehrung; kann gutartig oder bösartig sein.

Zellorganellen ➤ Organartige Bestandteile der Zelle mit eigenständiger Funktion.

Zytokine ➤ Boten- und Steuerstoffe der Zellen des Immunsystems.

Persönlicher Test:
Wie tickt Ihre Lebensuhr?

Wie schnell die Lebensuhr läuft, kann man nicht messen. Es gibt jedoch Anzeichen dafür, die für ein eher schnelles oder eher langsames Tempo der inneren Uhr sprechen. Mit dem folgenden Test können Sie herausfinden, ob Sie durch Ihr Leben »rennen« oder ob Sie Ihren Energievorrat eher dosiert verbrauchen. Beantworten Sie die folgenden Fragen ehrlich und zählen Sie die Punkte zusammen. Am Schluss finden Sie die Auswertung mit einer Anregung zur Änderung des Lebensstils.

Es ist ratsam, den Test in regelmäßigen Abständen zu wiederholen und damit den »Tacho des Lebens« immer wieder abzulesen und eventuell etwas zu bremsen.

A) Basisfaktoren

1) Haben Sie langlebige Vorfahren?

Ja .... 70 Punkte	Nein .... 0 Punkte

2) Sind Sie männlich oder weiblich?

Mann ...... 0 Punkte	Frau .... 10 Punkte

3) Leben Sie in einer Region mit gemäßigtem Klima?

Ja .... 10 Punkte	Nein .... 0 Punkte

4) Leben Sie in einer Kleinstadt?

Ja .... 10 Punkte	Nein .... 0 Punkte

5) Sind Sie verheiratet?

Ja .... 10 Punkte	Nein .... 0 Punkte

6) Leben Sie in finanziell gesicherten Verhältnissen?

Ja .... 10 Punkte	Nein .... 0 Punkte

B) Risikofaktoren

1) Sind Sie Raucher?

Ja .... 0 Punkte	Nein .... 20 Punkte

2) Sind Sie stark übergewichtig?

Ja .... 0 Punkte	Nein .... 20 Punkte

3) Treiben Sie Leistungssport?

Ja .... 0 Punkte	Nein .... 10 Punkte

4) Haben Sie einen Beruf mit viel Stress und Hektik oder großen körperlichen Anstrengungen?

Ja .... 0 Punkte	Nein .... 20 Punkte	

5) Haben Sie einen geordneten Lebensrhythmus mit einem gewissen Maß an festen Gewohnheiten?

Ja .... 10 Punkte	Nein .... 0 Punkte	

6) Nehmen Sie regelmäßig Aufputschmittel oder Alkohol, um leistungsfähig zu bleiben?

Ja .... 0 Punkte	Nein .... 30 Punkte	

C) Aktuelle Situation

1) Sind Sie jünger als 60 Jahre und haben Sie im letzten halben Jahr das verstärkte Auftreten einiger der folgenden Symptome an Ihrem Körper beobachtet, ohne dass Sie an einer behandlungsbedürftigen Krankheit leiden?

Symptome: Krähenfüße und Tränensäcke an den Augen, Elastizitätsverlust und Dünnerwerden der Haut, verstärktes Auftreten von braunen Altersflecken und roten Äderchen auf der Haut, abnehmende Beweglichkeit der Gelenke, verstärkte Faltenbildung am ganzen Körper, Erschlaffung der Muskulatur, Hauttrockenheit, Haarausfall oder verstärktes Grauwerden der Haare, Verschlechterung der Verdauung, Zittern der Hände, Herzrhythmusstörungen, Gewichtszunahme, innere Unruhe.

Ja .... 0 Punkte   Nein .... 20 Punkte

2) Hat bei Ihnen eine kürzlich durchgeführte Blutuntersuchung größere Mängel an Vitaminen, Mineralien, Spurenelementen oder Hormonen gezeigt?

Ja .... 0 Punkte   Nein .... 20 Punkte

3) Fühlen Sie sich in letzter Zeit oft müde, schlapp und ausgebrannt?

Ja .... 0 Punkte   Nein .... 30 Punkte

4) Ernähren Sie sich überwiegend von Fertig- und Diätprodukten?

Ja .... 0 Punkte   Nein .... 20 Punkte

5) Treiben Sie regelmäßig dosierten Ausgleichssport?

Ja .... 30 Punkte   Nein .... 0 Punkte

6) Schlafen Sie nachts weniger als vier Stunden?

Ja .... 0 Punkte   Nein .... 30 Punkte

7) Brauchen Sie regelmäßig Beruhigungs-, Schlaf- oder Kreislaufmittel?

Ja .... 0 Punkte   Nein .... 30 Punkte

8) Verzichten Sie häufig auf die Mittagspause?

> Ja .... 0 Punkte   Nein .... 20 Punkte

9) Sorgen Sie am Wochenende regelmäßig für Ausgleich und Erholung ?

> Ja .... 30 Punkte   Nein .... 0 Punkte

10) Machen Sie regelmäßig Urlaub?

> Ja .... 30 Punkte   Nein .... 0 Punkte

11) Macht Ihnen Ihr Beruf Spaß?

> Ja .... 30 Punkte   Nein .... 0 Punkte

12) Haben Sie Freunde und/oder einen größeren Bekanntenkreis?

> Ja .... 20 Punkte   Nein .... 0 Punkte

13) Können Sie gut abschalten?

> Ja .... 30 Punkte   Nein .... 0 Punkte

14) Arbeiten Sie oft rund um die Uhr, ohne Pausen zu machen?

> Ja .... 0 Punkte   Nein .... 20 Punkte

15) Haben Sie ein Lebensziel?

> Ja .... 10 Punkte   Nein .... 0 Punkte

16) Leiden Sie häufig unter wechselnden Beschwerden wie Kopfschmerzen, Rückenschmerzen, Durchfall, Magenschmerzen, Herzrhythmusstörungen, Übelkeit, Schlaflosigkeit, ohne ernsthaft krank zu sein?

> Ja .... 0 Punkte   Nein .... 30 Punkte

17) Müssen Sie körperlich sehr hart arbeiten?

> Ja .... 0 Punkte   Nein .... 30 Punkte

18) Stehen Sie immer unter Zeitdruck?

> Ja .... 0 Punkte   Nein .... 30 Punkte

19) Fühlen Sie sich gesund und leistungsfähig und freuen sich auf jeden neuen Tag?

> Ja .... 30 Punkte   Nein .... 0 Punkte

20) Wenn Sie sich mit einem Tier vergleichen könnten, welches würden Sie wählen?

> Schildkröte ..30 Punkte   Hund ....10 Punkte
> Katze ....20 Punkte   Kolibri .... 0 Punkte

D) Auswertung

Gruppe I: bis 300 Punkte. Ihr Leben wird von zu vielen Faktoren beherrscht, die die Lebensuhr antreiben. Nehmen Sie Ihre grundsätzlichen Lebensziele mal genauer unter die Lupe, um herauszufinden, warum und wo Sie unnötig Kraft und Energie verschwenden. Auch wenn es Ihnen bisher nicht bewusst war, so ist Ihre Gesundheit durch diese Lebensweise gefährdet. Überlegen Sie, wie Sie in Ihrem Alltag Freiräume für die (sicher oft) verdrängten Bedürfnisse Ihres Körpers schaffen können. Anhand der Empfehlungen in diesem Buch können Sie herausfinden, wie Sie Ihre Lebensumstände ändern müssen, um Ihren Alltag etwas geruhsamer zu gestalten. Beginnen Sie mit kleinen Veränderungen, um wieder in eine langsamere Gangart zu finden.

Beachten Sie aber, dass es praktisch unmöglich ist, alle »Parameter der Lebensuhr« zu optimieren. Manche Dinge kann man nicht ändern (z.B. Geschlecht), manche möchte man auch nicht ändern, weil es dem eigenen Charakter zuwiderlaufen würde. Entwerfen Sie sich Ihr persönliches Energiesparprogramm.

Sollten Sie bereits unter ersten gesundheitlichen Beschwerden leiden, suchen Sie die Hilfe eines kompetenten Arztes auf. Sie verhindern dadurch größere Schäden an Ihrer Gesundheit.

Allerdings: Wenn Sie Ihr Leben in hohem Tempo genießen (wollen) und auch nach der Lektüre dieses Buches Ihre Meinung nicht geändert haben, dann leben Sie Ihr hohes Tempo nun bewusst!

Gruppe II: 300- 600 Punkte. Sie können in Ihrem Leben noch einiges verbessern, um den Takt Ihrer Lebensuhr zu drosseln. Überprüfen Sie, wo Ihr Alltag Sie Kraft und Energie kostet und ob Sie sich nicht mit Ihren grundsätzlichen Einstellungen zu häufig selbst im Weg stehen. Überlegen Sie sich, ob es sich lohnt, verbissen um Kleinigkeiten zu kämpfen oder ob Sie Ihr Leben nicht etwas lockerer angehen können. Sie tun damit Ihrer Gesundheit etwas Gutes und schonen Ihre Lebensbatterie. Vermutlich helfen Ihnen bereits ein paar kleine Verbesserun-

gen, um wieder in den richtigen Takt zu kommen. Vielleicht
müssen Sie sich auch das eine oder andere Laster abgewöhnen,
um Ihren Organismus weniger zu belasten.

Auch für Sie gilt, dass es unmöglich ist, alle »Parameter der
Lebensuhr« zu optimieren. Manche Dinge kann man nicht ändern (z.b. Geschlecht). Manche möchte man auch nicht ändern, weil es dem eigenen Charakter zuwiderlaufen würde.
Entwerfen Sie sich Ihr persönliches Energiesparprogramm.

Bemerken Sie bereits erste gesundheitliche Beschwerden, suchen Sie rechtzeitig die Hilfe eines kompetenten Arztes auf. Sie
verhindern dadurch eventuell auftretende größere Schäden an
Ihrer Gesundheit.

Wiederholen Sie den Test nun regelmäßig, um eine Erfolgs-
kontrolle zu haben.

Gruppe III: 600-750 Punkte. Herzlichen Glückwunsch! Sofern
Sie den Test ehrlich durchgeführt haben, sind Sie mit einer optimalen Kombination aus guten Genen, idealen Lebensumstän-
den und ausgewogenem Lebensstil gesegnet.

Achten Sie drauf, dass Sie Ihren ausgewogenen Gang durchs
Leben beibehalten und sich nicht in Hektik und Stress treiben
lassen. Erkennen Sie Ihre Lebensuhr beschleunigende Laster
und Verhaltensweisen sofort und gebieten Sie ihnen Einhalt.
»Sündigen« Sie also nicht auf Ihre gute Konstitution! So haben
Sie die besten Chancen, in den Klub der Hundertjährigen aufgenommen zu werden.

Vergessen Sie aber dennoch nicht, gesundheitliche »Alarm-
signale« Ihres Körpers ernst zu nehmen, wenden Sie sich rechtzeitig an einen kompetenten Arzt und kurieren Sie eventuelle
Krankheiten völlig aus.

Ganz einfach:
Lange leben und gesund bleiben

Neun goldene Regeln, die Lebensjahre
wert sind

1.
Schlafen Sie ausreichend!

2.
Ernähren Sie sich regelmäßig und ausgewogen!

3.
Treiben Sie regelmäßig und dosiert Ausdauersport!

4.
Setzen Sie sich nicht ständig unter Druck!

5.
Hören Sie auf die Bedürfnisse Ihres Körpers und
gehen Sie ihnen nach!

6.
Achten Sie auf ausreichend Freizeit und nutzen
Sie diese für Ihre körperliche und seelische
Regeneration!

7.
Suchen Sie sich eine Lebensaufgabe, die Ihnen
Spaß macht!

8.
Setzen Sie sich ein realistisches Lebensziel,
das Sie motiviert und Sie mit Freude durchs Leben
gehen lässt!

9.
Genießen Sie Ihr Leben!